Brunn / Schmidt · Die Kunst des Stillens

Sylvia Brunn/Eberhard Schmidt

DIE KUNST DES STILLENS

LECTOR

Umschlaggestaltung: AWG / Günther Becker, München
Umschlagfoto: Raith, Gruner + Jahr Archivservice
Gesamtherstellung: Welsermühl, Wels
Printed in Austria

ISBN 3-272-00802-0

Vorwort

Dieses Buch haben wir für Mütter geschrieben, die gerne stillen möchten. Es soll der werdenden Mutter helfen, sich auf das Stillen vorzubereiten, und all denen, die schon zu stillen begonnen haben, als Ratgeber dienen.
Niemand weiß genau, woran es liegt, aber: es wird wieder mehr gestillt. Der jahrzehntelange Siegeszug der Flaschennahrung für den Säugling ist abgebremst. Die Kinderheilkunde und die Ernährungswissenschaft haben mit den modernsten Methoden nur wieder die Erkenntnis gewinnen müssen, daß Muttermilch in ihrer Zusammensetzung und in vielen ihrer Wirkungen unnachahmbar für die Gesundheit des Säuglings ist und bleiben wird.
Einen Säugling mit der Flasche ernähren kann jeder. Stillen aber will gelernt sein. Wo aber soll eine junge Frau, die ein Kind erwartet, das Stillen erlernen? Die Vorbilder zu Hause sind selten, in Schulbüchern steht kaum etwas über das Stillen, und selbst in der Schwangerenvorsorge oder in der Geburtsklinik fehlen nicht selten Zeit und Geduld, um eine Mutter zum Stillen anzuleiten.

Am besten wissen eigentlich die Neugeborenen selbst Bescheid. Wenn es um Muttermilch geht, wissen die meisten Säuglinge schon recht gut, was sie wollen und was sie brauchen. Häufig verwehren ihnen jedoch die Unerfahrenheit der Mutter oder die äußeren Umstände in der Klinik nach der Geburt, sich verständlich zu machen.

Mit dem vorliegenden Buch wollen wir versuchen, Sie gründlich und umfassend zu informieren. Wir wollen durch unsere Informationen dazu beitragen, den Willen zum Stillen nicht erlahmen zu lassen, falsche Informationen und Ratschläge, die das Stillen beeinträchtigen, zu widerlegen und Ihnen in unerwarteten Situationen wenigstens so lange zu helfen, bis das Gespräch mit dem vielleicht gerade nicht erreichbaren Arzt, der Hebamme oder dem Partner oder auch einer stillerfahrenen Freundin hergestellt ist.

Dies ist keine Anleitung für das gesamte Gebiet der Säuglingspflege. Dieses Buch berührt nur alle Fragen, die mit dem Stillen zusammenhängen.

Wir werden den Stillvorgang erläutern, Vorteile des Stillens deutlich machen und uns auch mit möglichen Nachteilen der Muttermilchernährung auseinandersetzen. Vor allem geht es uns aber um die *praktische Anleitung zum Stillen.* In der Klinik, zu Hause, aber auch im Rah-

men der Familie, der Berufstätigkeit und auf Reisen.
Sollten Sie selbst zusätzliche Anregungen haben, besonders zum Problem des Stillens bis zum ersten Lebensjahr, zu dem es bekanntlich kontroverse Meinungen gibt, werden wir diese aufmerksam prüfen und eventuell in einer späteren Auflage darauf eingehen.
Wir erläutern in diesem Buch zwar auch Abweichungen vom normalen Stillverlauf, verzichten aber auf die Darstellung krankhafter Zustände bei Mutter und Kind. Wo sie zur Information erwähnt sind, ist auf die Zuständigkeit des behandelnden Arztes verwiesen.
Das Stichwortverzeichnis am Ende des Buches gibt dem Leser die Möglichkeit, einzelne Probleme, zu denen rasch Erläuterungen gesucht werden, schnell zu finden.
Das Buch will gerade auch all den Müttern Mut zum Stillen machen, die es sich nicht zutrauen oder die sich an manchen Vorbehalten gegen die Muttermilch stoßen. Wir hoffen, daß Sie in diesem Buch guten Rat finden!

Sylvia Brunn
La Leche League e. V.
Deutschland, Bonn

Eberhard Schmidt
Facharzt für Kinderheilkunde

I. Das Stillen

Vorteile durch eine erlernbare Kunst

Sie würden dieses Buch wahrscheinlich nicht lesen, wenn Sie sich nicht darauf vorbereiten wollten, Ihr Kind, das Sie erwarten, zu stillen. Sie wissen sicher schon selbst oder haben es gelesen oder gehört, daß das Stillen große Vorteile sowohl für Ihr Kind als auch für Sie selbst bringt, vor allem für Ihrer beider Gesundheit.

Ihr Kind

- kommt unter den Schutz, den Sie ihm mit den Abwehrstoffen Ihrer Milch weitergeben. Damit schützen Sie es vor vielen möglichen Infektionen, mit denen Sie sich selbst bereits in Ihrem Lebensraum auseinandergesetzt haben und gegen die Ihr Körper, zugleich auch für Ihren gestillten Nachwuchs, Gegenstoffe gebildet hat. Ihr Kind ist also ganz besonders gegen jene möglichen Gefahren gefeit, die Ihrer gemeinsamen Umgebung eigen sein könnten,
- es wird von Ihnen mit Nähr- und Wirkstoffen versorgt, die in unnachahmbarer Form auf

die Bedürfnisse Ihres jungen Säuglings abgestimmt sind. Sie werden besser als aus künstlichen Nahrungen vom Darm in das Blut aufgenommen, es gibt kein Zuwenig, aber auch kein Zuviel. Dadurch werden die Stoffwechselabläufe nicht überfordert, und die Ausscheidungsorgane, wie z. B. die Niere, welche noch begrenzt funktionsfähig ist, werden geschont.

Sie selbst

- werden erfahren, daß Ihre Unterleibsorgane beim Stillen schneller rückbildungsfähig sind,
- werden merken, daß Ihr Körpergewicht rascher zur Norm zurückkehrt,
- werden schon gelesen haben, daß Stillen in irgendeinem Zusammenhang steht mit einem gewissen Schutz vor späteren Brustkrebserkrankungen

Dies sind *bewiesene Vorteile.* Hier muß natürlich gesagt werden, daß es viele junge Mütter gibt, die trotz guter Absicht und mühevoller Versuche, ihr Kind zu stillen, es bald wieder aufgeben müssen. Ihnen sei ausdrücklich gesagt, daß die gesundheitlichen Vorteile des Stillens unter den hygienischen Lebensbedingungen unserer westlichen Welt nur selten wirklich ins Gewicht fallen. Sie tun es nur im Krankheitsfalle, und hier ist die moderne Medizin durchaus fast immer in der Lage, die Nachteile

der künstlichen Säuglingsnahrung, wenn sie sich wirklich auswirken, aufzufangen.
Stillen wird aber auch immer in Verbindung gebracht mit einem *engen und beglückenden Kontakt zwischen der Mutter und ihrem Kind.*
Anders gesagt ist es aber *auch* richtig: Die Suche nach dem frühen und engen Kontakt mit dem neugeborenen Kind – ein wenig auch der Versuch, sich durch die technisierte Geburtshilfe nicht verängstigen und von Ihrem Kind trennen zu lassen – *weckt* auch das Bedürfnis zum Stillen. So kommt es nicht von ungefähr, daß der erkennbare Wandel zum engeren Mutter-Kind-Kontakt in den geburtshilflichen Kliniken die Stillfreudigkeit hebt.
All denen, die sich auf das Stillen freuen und aus irgendeinem Grunde nicht das erreichen, was sie sich erhofft haben, sei hier wieder ganz ausdrücklich gesagt: Auch wenn Sie nicht stillen können, steht dem engen Kontakt zwischen Ihnen und Ihrem Kind nichts im Wege. Noch niemand hat je bewiesen, daß Mütter, die ihre Kinder mit der Flasche füttern müssen, schlechtere Mütter sind als die, die ihr Kind stillen. Manche Behauptungen über die vorteilhaftere Entwicklung gestillter Kinder in bezug auf ihren Charakter oder sogar ihre Intelligenz halten kritischer Durchleuchtung nicht stand.
Stillen ist ein *Lernprozeß.* Das ist vielleicht die wichtigste Erkenntnis, wenn Sie Stillen planen.

Lernen muß man von anderen, man kann es nur bis zu einem gewissen Grade aus sich selbst heraus,

- vielleicht haben Sie ein Vorbild, indem Sie miterlebt haben, daß Ihre Mutter jüngere Geschwister oder Ihre ältere Schwester ihr erstes Kind gestillt hat. Solche Vorbilder sind heute recht selten,
- vielleicht haben Sie Informationen und Anregungen in den einschlägigen Illustrierten gesammelt,
- vielleicht hatten Sie auch das Glück, in der Schwangerenvorsorge oder im Mütterkurs bereits auf das Stillen vorbereitet worden zu sein und Fragen beantwortet zu haben.

Aber wenn Ihr Kind geboren ist, wird es ernst!

- Ihr wichtigster *Lehrmeister* ist Ihr *Säugling*! Er hat schon einige Fertigkeiten mitgebracht, mit denen er Ihnen zeigen wird, wie's geht. Aber er selbst muß ja auch noch einiges dazulernen, und vielleicht ist er auch nicht sofort in Form, Sie in die Geheimnisse der Stillkunst einzuweihen.
- Eine ganz entscheidende Rolle in den ersten Tagen kommt den *Hebammen* und *Kinderschwestern* zu. Zwei Dinge sind für Sie entscheidend: *Anleitung* und *Zuspruch.* Nicht jede Hebamme und Schwester ist gleichermaßen die ideale Beraterin für Sie. Halten Sie Ausschau, bei wem sie sich am besten

aufgehoben fühlen, und heben Sie Ihre Fragen ein bißchen mehr für diese Hebamme oder Schwester auf,

- fragen Sie auch Ihren *Frauenarzt* und später Ihren *Kinderarzt*. Vielleicht verläßt sich einer schon mal auf den anderen, und beide wissen nicht, daß Sie Sorgen haben.
- Wenn Sie mit *Ihrem Kind zu Hause* sind, bleibt der *Kinderarzt* ein wichtiger Ratgeber. Mehr und mehr können Sie auch Kontakt zu stillerfahrenen Laienberaterinnen (La Leche League) aufnehmen, die oft mit kleinen Tricks vertraut sind, die mancher Arzt nicht kann.

Verzweifeln Sie nicht, wenn nicht alles gleich so gut geht, wie Sie es erhofft haben. Es braucht einige Tage, ja manchmal einige Wochen, bis Sie sich Ihrer Sache sicher sind. Viel Selbstvertrauen ist dazu notwendig, das Ihnen am besten die vertrauten Menschen aus Ihrer Umgebung vermitteln können. Vielleicht der wichtigste

- ist der *Vater* des Kindes, Ihr Ehemann oder auch Ihr Partner. Mehrere Untersuchungen haben erwiesen, daß die Einstellung des Vaters zum Stillen, seine Geduld und Ermunterung von großer Bedeutung für Ihren Stillerfolg sind und die Milch besser fließen lassen. So geht Ihr Stillerfolg in eine gute Erfahrung für die ganze Familie über.

Aber auch wenn Sie alleinestehen sollten und

sich Sorgen machen, Ihrem Kind über all den Pflichten, die Ihnen alleine obliegen, gerecht werden zu können, kann gerade das gemeinsame Stillenlernen, abgesehen von den gesundheitlichen Vorteilen für Sie beide, eine wichtige Basis für eine gute Beziehung zwischen Ihnen und Ihrem Kind werden.

Zum Stillen gehören also sicher zwei, eher aber drei. Die Kunst zu stillen ist eine Kunst des Zusammenspiels zwischen Kind und Mutter, ermutigt durch den Vater. Wo es nicht gleich klappt, wird es mit Geduld und Probieren sicher gelingen.

II. Die Stillzeit

1. Die Veränderungen der Brust in der Schwangerschaft

Veränderung der Milchdrüsen

Während der Schwangerschaft wird die Brust auf das Stillen vorbereitet. In der Pubertät bereits hat sich die Anlage der Milchdrüse so weit entwickelt, daß zahlreiche Milchgänge aussprossen und viele einzelne kleine Milchdrüsenanlagen, in läppchenähnlichen Gebilden zusammengefaßt, die Gesamtheit des Milchdrüsenkörpers ausmachen. Schon zwischen den Regelblutungen nimmt die Brust bei vielen Frauen in der jeweils 2. Hälfte der Zeit unter der Einwirkung der Eierstockhormone an Größe zu, da sie stärker durchblutet und das Gewebe etwas aufgelockert wird.
Tritt aber eine Schwangerschaft ein, so wird diese Veränderung fortgesetzt. Äußerlich wölbt sich die Brust weiter vor, die Grundfläche wird größer. Mit der Größenzunahme der Brust geht ein Spannungsgefühl einher. Es können Dehnungsstreifen an der Brust auftreten, die

bläulich-rot sind, ähnlich wie sie auch an der Bauchhaut entstehen.
Die Brustwarze wird größer, der sie umgebende Warzenhof verfärbt sich etwas ins Bräunliche. Die Brustwarze kann durch mechanische Reize stärker aufgerichtet werden, sie ist empfindlich.

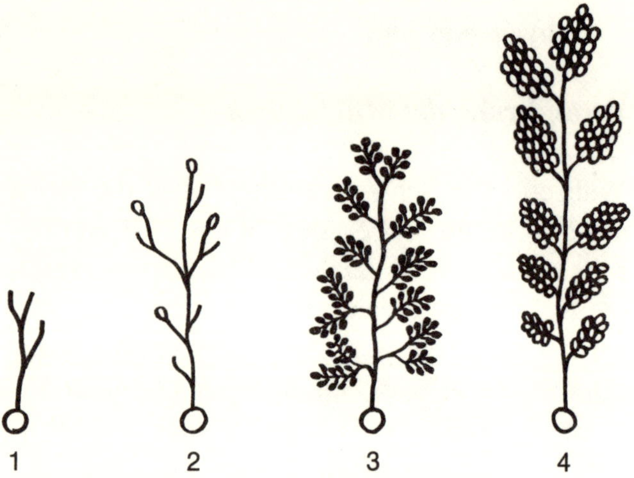

Abb. 1: Schematische Darstellung der Entwicklung

Diese Abbildung gibt schematisch *die Veränderung an einem Milchgang von der Kindheit bis zur Milchbildung* wieder.

1. Milchgang ohne Drüsenbläschen beim *Kind*.
2. *Pubertät;* Wachstum des Ganges und erste Entwicklung von Drüsenbläschen.
3. *Schwangerschaft;* Aussprossen von Drüsenläppchen.
4. *Milchbildung* in den Drüsenläppchen, verursacht durch Saugreiz, Prolaktin und Nebennierenhormone.

(Siehe auch Schaubild auf S. 31)

Innerhalb der Brustdrüsen werden die Produktionsstätten für die Milchbildung nun richtig ausgebaut. Es entwickeln sich größere Drüsenfelder voller Drüsenläppchen, die von außen als knollige Schwellungen zu tasten sind. Die Menge des Fett- und Bindegewebes geht auf Kosten der Milchdrüsenfelder zurück. In den einzelnen Zellen einer jeden Drüse wird die um die Geburt langsam einsetzende Milchproduktion, mikroskopisch schon erkennbar, vorbereitet.

Die Aufbauleistung während der Schwangerschaft steht im wesentlichen unter dem Einfluß jener Hormone, die der Mutterkuchen (Plazenta) absondert. In den letzten drei Monaten der Schwangerschaft läßt die Ansprechbarkeit der Brustdrüse auf diese Hormone nach, der Wachstumsprozeß an der Brust ist dann annähernd beendet. Bereits im Verlauf der Schwangerschaft steigt aber auch der Gehalt des Milchbildungshormons, des Prolaktins, allmählich an und erreicht um die Geburt im Blut der Mutter die 20fache Höhe der Konzentration als vor der Schwangerschaft.

Einsetzen der Milchbildung: »der Einschuß«

Das entscheidende »Signal« für den Beginn der eigentlichen Milchbildung ist das Ausstoßen des Mutterkuchens nach der Geburt und damit das Absinken der von ihm gebildeten Hormone im Blut der Wöchnerin.

Der Beginn der Milchproduktion ist ein ziemlich plötzliches Ereignis. Man bezeichnet ihn als »Milcheinschuß«. Er kommt um den 3. bis 4. Tag nach der Entbindung. Ein weiterer Anstieg des Milchbildungshormons (Prolaktin), welches in der Hirnanhangdrüse als Antwort auf das Saugen des Säuglings gebildet wird, geht voraus.

Mit dem Einschuß schwellen die Brüste schmerzhaft. Vermehrte Durchblutung ist an Rötung und Wärmezunahme erkennbar. Auch schwellen zusätzlich einige versprengt entstandene Milchdrüsen bis in die Achselhöhle an.

»Einschuß« bedeutet aber noch nicht regen Milchfluß. Er bedeutet die rege *Bildung der Milch,* die aus den Körperstoffen der Mutter in den Zellen der Brustdrüse, zugeschnitten auf die Bedürfnisse des Säuglings, hergestellt wird. Die Heftigkeit und die schmerzhaften Begleiterscheinungen des Einschusses können im allgemeinen durch frühes Anlegen des Säuglings an die Brust abgefangen werden.

Die Milchsekretion

Die Milchsekretion, das Fließen der Milch, wird durch den Säugling selbst gesteuert. Der Saugreiz löst auf dem Wege über bestimmte Nervenbahnen die Bildung des Milchbildungshormons (Prolaktin) einerseits, und des Milchausscheidungshormons (Oxytozin) andererseits aus. So entsteht eine sinnvolle Produktions- und Abnahmegemeinschaft zwischen der Mutter und ihrem Säugling. Sie kann durch Verlagerung der Saugkraft auf Flaschennahrung oder Schnuller ihres »Anlassers« verlustig gehen und damit den Stillerfolg gefährden.

Die Muttermilch der ersten Tage verändert sich

In den ersten fünf Tagen nach der Geburt wird eine sogenannte Vormilch (Kolostrum) abgesondert. Die Milch vom 5. bis 15. Tag wird als Übergangsmilch bezeichnet. Erst danach wird die Muttermilch als »reif« bezeichnet und unterliegt im Verlauf der Stillzeit nur noch wenigen wesentlichen Veränderungen.

Vormilch – Übergangsmilch

Obwohl nur in kleinen Mengen abgesondert, ist die Vormilch von großer, vielleicht noch nicht voll abschätzbarer Bedeutung. Ihre wichtigsten Bestandteile: Sie ist besonders reich an *speziellen Abwehrstoffen* (Immunglobuline Typ A), die gegen alle jene Krankheitserreger gerichtet sind, mit denen sich die Mutter im Verlauf ihres Lebens auseinandersetzen mußte und gegen die sie selbst Abwehrstoffe gebildet hat. Vormilch ist aber auch reich an weißen Blutzellen, von denen einige selbst noch Abwehrstoffe bilden und einige in der Lage sind, Krankheitserreger und allergisierende Nahrungsmittelbestandteile in ihrem Zelleib aufzunehmen und dort zu vernichten. Die weißen Blutzellen sind auch in der Lage, eine Reihe von Abwehrvorgängen, die der Körper der Mutter erlernt hat, auf den Säugling weiterzugeben.
Im Gegensatz zur späteren, reifen Muttermilch ist die Vormilch sehr reich an Eiweißstoffen.
In der »Übergangsmilch« verringert sich der Eiweißgehalt, und die Zahl der weißen Blutzellen geht erheblich zurück.
Einzelheiten über Zusammensetzung und besondere Eigenschaften der Muttermilch seien am Beispiel der »reiferen« Muttermilch erläutert.

2. Die reife Muttermilch

Reife Muttermilch: »maßgeschneidert« für die Bedürfnisse und den Krankheitsschutz des Säuglings

In der Entwicklung der Tierarten ist die arteigene Milch eine wichtige Voraussetzung für den Fortbestand einer Tierart. Ist doch ihre Milch bis in feinste Einzelheiten auf die besonderen Belastbarkeiten des Verdauungsapparates, der Nährstoffverwertung und der Ausscheidungsorgane zugeschnitten. Die Milch einer Art – und das gilt genauso für den *menschlichen Säugling* – ist aber nicht nur in der Zusammensetzung der Nährstoffe auf den Bedarf für Wachstum und Organfunktionen eingestellt, die Milch enthält auch eine ganze Reihe von hochwirksamen Abwehrstoffen gegen Krankheitserreger, mit denen sich die Mutter auseinandersetzen mußte und die sie nun durch die Milch an ihren Säugling weitergeben kann. Damit ist der junge Säugling gerade gegen alle jene Krankheitserreger geschützt, die ihm sonst im Kreise seiner Familie, also dort, wo er leben wird, gefährlich werden könnten.

Muttermilch ist also »maßgefertigt«

- als Nährstoffquelle und
- als Infektionsschutz!

Muttermilch als Nährstoffquelle

Im Hinblick auf die Nährstoffversorgung ist Muttermilch einmalig und nicht nachahmbar! Dieser Tatsache entsprechen eine Reihe von Vorteilen für den Säugling, die seine Gesundheit betreffen. Dies gilt für alle in der Milch vorkommenden Nährstoffe, wie Eiweiß, Fett, Kohlenhydrate, aber auch für Wirkstoffe wie Vitamine und Mineralsalze.

Das Eiweiß, das Fett, die Kohlenhydrate

Wenn man mit modernsten Methoden versuchen würde, die Anteile von Molkeneiweiß und Milcheiweiß in künstlichen Milchnahrungen so zu mischen, wie es der Muttermilch entspricht, so entstünde doch ein Eiweißstoff, der sich von dem der Muttermilch noch in vielen Punkten grundsätzlich unterscheidet.
Reife Muttermilch ist *arm* an Eiweiß. Muttermilcheiweiß ist im Hinblick auf seine Bausteine (Aminosäuren) so sehr auf die Bedürfnisse des Säuglings zugeschnitten, daß ein Mehr an Eiweiß oder Eiweißbausteinen nicht erforderlich ist. Dies hat seine Vorteile: Wird Eiweiß im Körper abgebaut, so belasten die Endbausteine dieses Abbaues die Niere, durch die sie ausgeschieden werden. Die Nieren *gestillter* Kinder werden durch solche Ausscheidungsprodukte

nur ganz geringfügig belastet. Bestimmte Eiweißbausteine, die z. B. in der Kuhmilch für das Zustandekommen von Allergien verantwortlich sind (Betalactoglobulin), kommen in der Muttermilch *überhaupt* nicht vor.
Muttermilcheiweiß enthält dagegen eine Reihe von Eiweißklassen, die in der Abwehr von Krankheitserregern eine wichtige Rolle spielen. Die meisten dieser Eiweißklassen sind in Kuhmilch überhaupt nicht enthalten, und wenn sie darin vorkommen, so richten sie sich nicht gegen *jene* Krankheitserreger, die aus der Umwelt des Säuglings, sondern gegen jene, die aus der Umwelt der Kuh stammen, die aber für den menschlichen Säugling keine Krankheitserreger wären. Auf die Bedeutung dieser Abwehrstoffe im Eiweiß der Muttermilch für die Gesundheit des Kindes wird noch einzugehen sein (Kap. II, 2).
Muttermilch*fett* wird schon vom ganz jungen Säugling sehr viel besser aus dem Darm aufgenommen als das nach modernsten Gesichtspunkten dem Muttermilchfett nachgearbeitete Fett in künstlichen Säuglingsmilchnahrungen.
Muttermilchfett enthält mehr als 150 verschiedene Bausteine (Fettsäuren), von denen nur ein kleiner Teil bisher nach Ursprung und biologischer Wirkung bekannt ist. Nur etwa ein Dutzend dieser Bausteine des Muttermilchfettes können im Hinblick auf ihren Gehalt in künstli-

chen Säuglingsmilchnahrungen nachgeahmt werden.

Die Bausteine des Muttermilchfettes sind in besonderer Weise zu chemischen Verbindungen (Triglyzeriden) zusammengesetzt, so daß sie besser als jedes künstliche Fett die Darmwand des Säuglings passieren können. Muttermilchfett ist im Vergleich zum Kuhmilchfett (Butter) um ein Vielfaches reicher an der für den Säugling lebenswichtigen *Linolsäure.* Ihr kommt eine besondere Rolle in der Ankurbelung von Abwehrreaktionen im Verlaufe von Infektionen des jungen Säuglings zu.

Muttermilchfett enthält einen fettspaltenden Stoff (Lipase), der in Kuhmilch völlig fehlt. Er bringt die Fettverdauung beim gestillten Säugling rascher in Gang als beim künstlich ernährten.

Muttermilchfett belastet also wegen seiner wieder einmal »maßgeschneiderten« Zusammensetzung die Verdauungsorgane des gestillten Kindes nur wenig. Es wird besser als jedes Fett einer künstlichen Nahrung aus dem Darm aufgenommen. Es greift mit bestimmten Bausteinen fördernd in die Geschwindigkeit der Abwehrreaktionen des gestillten Kindes im Verlauf einer Infektionskrankheit ein.

Kohlenhydrate der Muttermilch: Im Gegensatz zu allen künstlichen Nahrungen sind in der Muttermilch etwa 40mal mehr sog. Mehrfach-Zuckerverbindungen, deren Wirkung noch kaum bekannt ist. Sie spielen eine Rolle als »Virusfallen«, sie wirken als Wuchsstoffe für die Bakterien, die den Darm des gestillten Kindes besiedeln. Sie verhindern gleichzeitig das Angehen all jener Darmbakterien, von denen aus dem nicht gestillten Kind unter Umständen eine Reihe von Infektionen drohen können.

Im übrigen enthält Muttermilch viel *Milchzukker,* ein Zweifachzucker, der in der Wand des Darmes gespalten wird. Aus Gründen, die nicht sicher bekannt sind, wird der Milchzucker aus Muttermilch langsamer in seine beiden Teile zerlegt als Milchzucker aus künstlichen Milchnahrungen. Die Folge ist, daß der *Zucker im Blut* des Säuglings nach einer Mahlzeit nur langsam ansteigt und auch langsam wieder abfällt. Ein flacher Zuckeranstieg im Blut lockt nur wenig *Insulin.* So spricht vieles dafür, daß der Insulinhaushalt des gestillten Kindes weniger beansprucht wird als der des künstlich ernährten Kindes.

Auch die Kohlenhydrate in der Muttermilch unterscheiden sich also von denen bei künstlicher Ernährung: für die Gesundheit des gestillten Kindes sind die Mehrfachzucker in ihren Wechselbeziehungen zu den Bakterien des Darmes von großer Bedeutung. Die niedrigen Blutzucker- und Insulinanstiege im Blut des gestillten Säuglings nach der Mahlzeit und ihr flaches Abklingen können Auswirkungen auf das günstige Appetitverhalten des gestillten Kindes haben.

Wirkstoffe – Mineralsalze

Vitamine: Muttermilch enthält alle für den Säugling wichtigen Vitamine, so daß er, mit einer Ausnahme im ersten Halbjahr, ausreichend mit diesen Wirkstoffen versorgt ist. Die Ausnahme heißt *Vitamin D.* Zwar sind kürzlich in der Muttermilch größere Mengen Vitamin D entdeckt worden, jedoch wird es ratsam sein, bis weitere Erkenntnisse vorliegen auch dem gestillten Säugling genau wie dem künstlich ernährten täglich eine vom Arzt verordnete Dosis Vitamin D zu verabfolgen.
Muttermilch ist sehr arm an *Mineralsalzen.* Sie verfügt darüber hinaus über besondere Träger für einzelne dieser Salze, die dafür sorgen, daß diese Salze möglichst vollständig aus dem Darm in den Körper des Kindes gelangen. Für die Gesundheit des gestillten Kindes bedeutet die Mineralsalzarmut der Muttermilch eine geringfügige Belastung der Nierenfunktion, welche für die Ausscheidung überflüssiger Mineralsalze zur Verfügung steht. Dies hat zur Folge, daß gestillte Kinder immer dann, wenn sie im Verlauf einer Krankheit Wasserverlust erdulden müs-

sen – so z. B. beim Durchfall aus dem Darm oder bei hohem Fieber durch die Haut –, sehr viel seltener von einer gefährlichen Übersalzung des Organismus bedroht sind als die mit mehr Salz versorgten, künstlich ernährten Säuglinge.
Die günstige Aufnahme von *Eisen* aus dem Darm in den Körper des Säuglings hat zur Folge, daß Blutarmut aus Eisenmangel bei gestillten Kindern selten ist.

Infektionsschutz durch Muttermilch

Daß Muttermilch reich an Abwehrstoffen ist, welche den Eiweißbausteinen zuzuzählen sind, ist schon lange bekannt. Nur glaubte man früher, diese Abwehrstoffe würden im Magen des Kindes zerstört und seien nichts als ein Luxus der Natur. Inzwischen hat sich gezeigt, daß gerade diese Eiweißbausteine *nicht* durch die Magensäure angegriffen, sondern ungehindert ihre Wirkung im Darm des Säuglings entfalten können.
Diese ganz spezifischen Abwehrstoffe aus der Muttermilch (Immunglobulin Typ A) finden sich in besonders hoher Konzentration in der Vormilch der ersten Tage nach der Geburt. In der reifen Muttermilch sinkt ihr Anteil ab. Da der Säugling aber sehr viel mehr reife Mutter-

milch trinkt, bleibt die tägliche Zufuhr an diesen Abwehrstoffen in den ersten Monaten der Stillzeit etwa gleich.

Die Abwehrstoffe der Muttermilch richten sich gegen fast alle Krankheitserreger der Säuglingszeit, mit denen sich die Mutter im Verlauf ihres Lebens bereits auseinandergesetzt hat.

Die Abwehrstoffe der Muttermilch können Bakteriengifte im Darm unwirksam machen. Verwandte Eigenschaften krankmachender Erreger untereinander führen dazu, daß die Abwehrstoffe der Muttermilch auch gegen eine ganze Reihe von Krankheitserregern wirksam sind, mit denen die Mutter nie zuvor Berührung gehabt hat. Gemeinsam mit anderen Abwehrfaktoren in der Muttermilch können die Abwehrstoffe allergieverursachende Nahrungsbestandteile vor der Aufnahme durch die Darmwand bewahren und sie unwirksam machen. Kinder aus Familien, in denen Allergien häufig sind, sollten deshalb unbedingt in den ersten Lebenswochen ausschließlich gestillt werden.

Für die Gesundheit des Kindes bedeuten die Abwehrstoffe der Muttermilch, daß *gestillte Kinder weniger infektanfällig sind als künstlich ernährte.* Dies gilt nicht nur für fast alle Durchfallerkrankungen, sondern auch für Husten, Schnupfen, Bronchitis und andere Infektionskrankheiten, die sich nicht unbedingt im Darm abspielen.

Gestillte Kinder sind weitgehend geschützt gegen

- die gefährlichen Durchfallerkrankungen, die durch die sog. Kolikeime verursacht werden,
- bakterielle Blutvergiftung (Sepsis) und bakterielle Hirnhautentzündung,
- Typhus, Paratyphus und Ruhrinfektionen,
- eine besonders schwere Form der Lungenentzündung, die mit eitriger Einschmelzung von Lungengewebe einhergeht.

3. Der Stillvorgang

Im Mittelpunkt: das Saugen des Säuglings

Die Entstehung der Milch und die Fähigkeit, sie abzusondern, beruhen auf einer Vielfalt von chemischen und psychologischen Vorgängen, die ganz eng ineinandergreifen. Dabei kommt dem Zusammenspiel mütterlicher und kindlicher Reaktionen die entscheidende Bedeutung zu. Im Mittelpunkt des Geschehens steht *das Saugen des Säuglings. Es ist das Schlüsselgeschehen für den Stillerfolg!*

Sowohl auf der Seite des Säuglings als auch auf der Seite der Mutter gibt es reflexartige Geschehnisse, die die Milchbildung und die Milchausscheidung unterhalten, die sog. *»Stillreflexe«*.

Stillreflexe beim Kind: Suchen, Saugen, Schlucken

Um Nahrung aufnehmen zu können, ist das Neugeborene mit einer Reihe von Fähigkeiten ausgestattet, die als kindliche Stillreflexe bezeichnet werden. Es sind dies die Fähigkeiten,

- die Nahrungsquelle zu suchen
- zu saugen
- zu schlucken.

Diese Fähigkeiten entwickeln sich schon im Mutterleib in der 2. Schwangerschaftshälfte und erreichen beim gesunden Neugeborenen 30 Minuten nach der Geburt ihren Höhepunkt (Kap. V, 3).

Das *Saugen an der Warze* stellt aber den *wichtigsten Anreiz zur Milchbildung* und die Vorbedingung zur Entleerung der Milchgänge in der Brust dar.

Stillreflexe bei der Mutter

Den kindlichen Fähigkeiten stehen jene mütterlichen Reaktionen gegenüber, die *Milchbildung* und *Milchfluß* gewährleisten. Sie werden als mütterliche Stillreflexe bezeichnet.

Der Milchbildungsreflex (Prolaktinreflex)

Das Saugen des Säuglings an der Brustwarze löst auf dem Meldeweg über das Gehirn die Bildung und Abscheidung eines Hormons, des Prolaktins oder Milchbildungshormons, aus. Saugkraft, Höhe des Milchbildungshormonspiegels und die gebildete Milchmenge stehen in mengenmäßiger Beziehung. *Ohne Saugreiz also keine Hormonbildung und ohne Hormonbildung keine Milch.*

Der Milchbildungsreflex befähigt die Brustdrüse, innerhalb von zwei bis drei Stunden nach Entleerung wieder stillbereit zu sein. Da der *Säugling* durch das Saugen *die Milchbildung* sozusagen *»steuern« kann,* besteht die Möglichkeit, ihn auch seinen *Bedarf an Muttermilch selbst regeln zu lassen.* So lebt der Säugling in einem zuverlässig arbeitenden »Selbstbedienungssystem«.

Nur muß natürlich sehr darauf geachtet werden, daß seine Saugkraft nicht durch eingelegte Flaschenmahlzeiten oder durch Schnuller der mütterlichen Brustwarze entzogen wird. Denn ohne Saugreiz an der Brustwarze wird keine Milch gebildet! Wer erfolgreich stillen will, muß alles daransetzen, die Einschiebung von Flaschenmahlzeiten zu verhindern (s. auch Schaubild S. 31).

Der Warzenaufrichtungsreflex

Die Aufrichtung der Brustwarze durch die Saugbemühungen des Kindes macht sie besser faßbar für das Auspressen der Milchgänge. Dieser Aufrichtungsreflex kann bei besonders flachen Warzen schon vor der Entbindung genutzt werden, um die Warzen nach der Geburt besser faßbar zu machen und den Stillerfolg zu sichern.

Der Milchausscheidungsreflex (Oxytozinreflex, auch »Let-down-Reflex« genannt)

Das Saugen an der Warze löst noch weitere, sehr wichtige chemische Vorgänge in der Mutter aus. Wieder besteht ein *Meldesystem von der Brustwarze zum Gehirn* (s. Schaubild S. 31). Diesmal ist es der hintere Anteil der Hirnanhangdrüse, der ein Hormon, das Oxytozin, herstellt und in den Blutkreislauf entsendet. Dieses Oxytozin wirkt auf die muskelähnlichen Gebilde, welche die Milchdrüsenläppchen umgeben, und führt dazu, daß sie sich zusammenziehen. Damit wird die Milch aus den Drüsenläppchen in die Ausscheidungsgänge geschoben, aus denen sie beim Saugen abgeschieden wird.
Der Milchausscheidungsreflex kann im hohen Maße durch *psychologische Reaktionen der*

Mutter gefördert oder gestört werden. Bei manchen Müttern genügt der Anblick des Kindes, ein Geräusch oder auch nur der Gedanke an den Säugling, um die Milch ausfließen zu lassen. Der Milchausscheidungsreflex kann andererseits *durch seelische Probleme blockiert* werden. Trennung von Mutter und Kind nach der Geburt, starre Fütterungsregeln, fehlende Unterweisung und fehlender Zuspruch, aber auch der Druck, der viele Mütter beim Gedanken an die Rückkehr zum Arbeitsplatz befällt, kann den Ablauf des Milchausscheidungsreflexes und damit den Stillerfolg stören.
Die englische Bezeichnung »Let-down-Reflex« kann mit dem Wort »Herauslassen« übersetzt werden. Viele Mütter erleben, daß beim Stillen die Brust, an die der Säugling gar nicht angelegt ist, ebenfalls Milch abzusondern beginnt. Andere berichten, daß die Milch schon zu fließen beginnt, wenn sie ihren Säugling hören oder auch nur an ihn denken. Diese Tatsachen machen verständlich, warum Psychologen den seelischen Vorgängen den Vorrang beim Stillerfolg einräumen möchten. Das verwickelte Geschehen der Milchbildung und Milchausscheidung als Antwort auf den Saugreiz des Säuglings ist nicht möglich ohne das Zusammenspiel verschiedener Hormone, die nicht nur in der Hirnanhangdrüse, sondern auch in den Nebennieren gebildet werden (s. Schaubild

Abb. Nr. 2). Es ist seit langem bekannt, daß das Zusammenspiel der Hormone der Hirnanhangdrüse und der Nebennieren auch im übrigen Leben bei der Bewältigung von Konfliktsituationen eingeschaltet sind, also durch seelische Reaktionen stark beeinflußt werden können.

Der Säugling ist also beim Stillen König.

Abb. 2: Der Stillvorgang

Im *Mittelpunkt steht der Saugreiz* (dicker Pfeil). Von der Brustwarze gehen »Meldungen« an die entsprechenden Schaltstellen im Gehirn. Von dort wird die Hirnanhangdrüse zur Bildung zweier Hormone angeregt:
– im vorderen Teil der Hirnanhangdrüse entsteht »Prolaktin«, das Milchbildungshormon. Es veranlaßt die Produktion von Milch desto mehr, je mehr gesaugt wird; – im hinteren Teil der Hirnanhangdrüse wird »Oxytozin«, das Milchausscheidungshormon, freigesetzt. Es veranlaßt die Ausscheidung der Milch aus der Drüse in die Milchgänge durch den »Milchausscheidungsreflex« (Let-down-Reflex). »Oxytozin« wirkt aber auch auf die Gebärmutter, die sich unter seiner Wirkung zusammenzieht.
Auch die *Nebenniere* wird von der Hirnanhangdrüse »benachrichtigt« und hat über ihre Hormone einen gewissen Einfluß auf die Milchproduktion.
Die hormonellen Steuervorgänge zwischen Hirnanhangdrüse und Nebenniere einerseits und Brustdrüse andererseits können durch *seelische Vorgänge* stark gefördert, aber auch gestört werden.

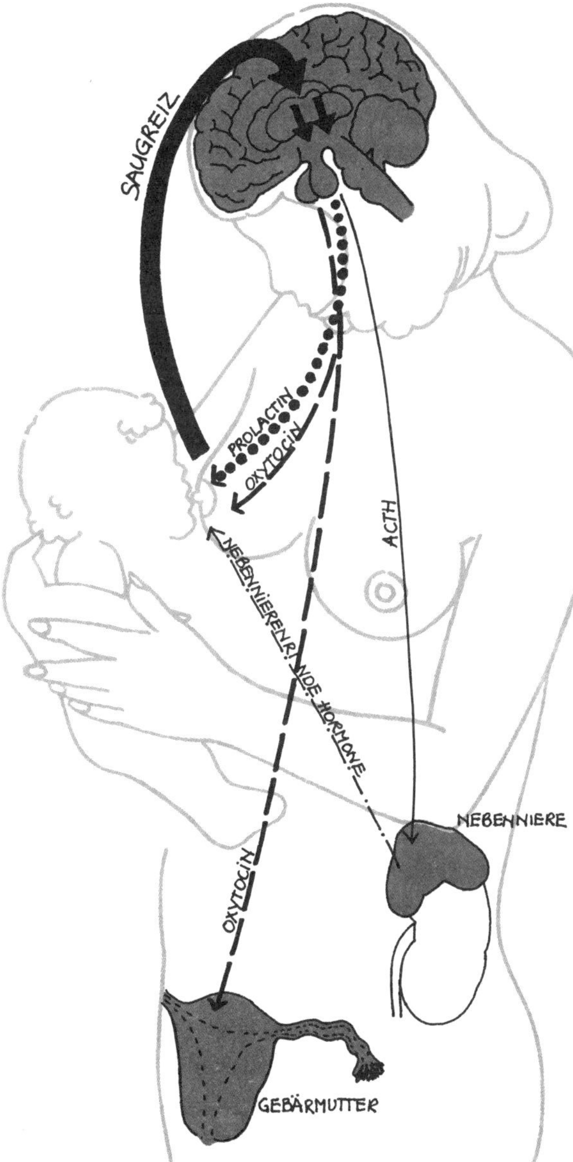
SAUGREIZ
PROLACTIN
OXYTOCIN
ACTH
NEBENNIERENRINDE HORMONE
NEBENNIERE
OXYTOCIN
GEBÄRMUTTER

Ohne den Saugakt »läuft nichts«. Diese wichtige Erkenntnis soll bei allen praktischen Vorkehrungen, die das Stillen verbessern sollen, berücksichtigt werden.

4. Rhythmus der Nahrungsaufnahme

Man hört viel von der »*Fütterung des Säuglings nach Bedarf*«. Besonders bei Säuglingen, die an der Mutterbrust trinken, sollte dem selbstgewählten Rhythmus des Trinkens der Vorzug vor einem starren Stundenplan gegeben werden. Hierfür gibt es Gründe:

- in sorgfältigen Beobachtungen konnte gezeigt werden, daß junge Säuglinge eine noch unregelmäßige »innere Uhr« haben. Während noch innerhalb der ersten drei bis vier Lebensmonate sich bei den meisten Säuglingen ein Vierstundenrhythmus der selbstgewählten Nahrungsaufnahme einstellt, ist dieser Rhythmus bei Neugeborenen und jungen Säuglingen in den ersten Lebenswochen häufig nicht festgelegt.
- Es hat sich zeigen lassen, daß junge Säuglinge immer dann am kräftigsten saugen und am meisten trinken, wenn sie es selbst wünschen. Läßt man sie warten, so werden sie nicht etwa hungriger, sondern sie trinken weniger! Weniger Saugen bedeutet aber we-

niger Anregung für die Milchbildung. Schon droht Gefahr für den Stillerfolg!

- Stellt sich mehr oder weniger schnell ein Vierstundenrhythmus ein, so kann man auch langsam jener Nacht entgegensehen, in der dieser Vierstundenrhythmus einmal übersprungen wird, d. h. in der der Säugling eine Mahlzeit ausfallen läßt. Dies beginnt bei manchen Säuglingen mit zwei Wochen, bei vielen erst um die sechste Woche. Im allgemeinen verschläft fast jeder Säugling mit zwölf Wochen eine Nachtmahlzeit. Ausnahmen bestätigen aber nicht selten die Regel. Das sollte man sich jedoch von einem Kinderarzt bestätigen lassen, um nicht den Hunger an der Brust oder eine andere Störung zu übersehen.
- Stillen nach Bedarf macht *nicht* dick! Es gehört zu den besonderen Vorzügen der Muttermilch, daß gestillte Säuglinge wissen, wann sie genug haben. Warum das so ist, konnte noch nicht ganz aufgeklärt werden. Also auch das Wiegen vor und nach jeder Mahlzeit ist überflüssig, sobald es getan wird, um Überfütterung zu verhindern.

5. Stillen ist gut für die Gesundheit der Mutter

Stillen bietet nicht nur Vorteile für die Gesundheit des Kindes, auch die Gesundheit der Mutter wird günstig beeinflußt. Vieles auf diesem Gebiet ist noch unbekannt. So weiß man noch nicht, was der durch den Saugreiz des Säuglings ständig erhöhte Blutspiegel des Milchbildungshormons (Prolaktin) für die Gesundheit der Mutter bedeutet. Über einige wichtige Dinge weiß man jedoch gut Bescheid:

Rasche Rückbildung der Gebärorgane

Der Saugreiz des Säuglings führt auf dem Meldeweg über das Gehirn zur Ausschüttung von Oxytozin in das Blut. Wie schon erwähnt, veranlaßt Oxytozin die muskelähnlichen Zellen um die milchbildenden Drüsen, sich zusammenzuziehen und damit die Milch herauszudrücken. Oxytozin wirkt aber auch auf die Gebärmutter, die ja auch aus einem Muskel besteht und die sich rascher zu ihrer ursprünglichen Größe zurückbildet, als wenn nicht gestillt würde. Das Saugen des Säuglings verursacht auf diese Weise ein Ziehen im Unterleib, das von vielen Frauen auch als eine sexuell angenehme Empfindung beschrieben wird. Der

Wochenfluß kann bei stillenden Frauen ebenfalls abgekürzt werden, wenn die Gebärmutter sich rascher zu ihrer ursprünglichen Form zurückbildet.

Rückbildung des Körpergewichts der Mutter nach der Geburt

Auch das Gewicht der stillenden Mutter geht schneller zurück, als wenn nicht gestillt werden würde. Diese Beobachtung hängt natürlich von vielen Faktoren, so z. B. von der Kalorienaufnahme der Mutter, ab. Größere Untersuchungen haben aber zeigen können, daß sich das Gewicht bei stillenden Müttern im Durchschnitt schneller normalisiert.

Verhütet Stillen späteren Brustkrebs?

Diese Frage wird immer wieder studiert. Von Tierärzten kann man hören, daß milchgebende Tiere keinen Krebs an ihrem Euter bekommen, Milchgeben also vielleicht dieses Organ vor Krebs schützen kann. Auch bei den Eskimos, die ihre Kinder sehr lange stillen, ist Brustkrebs um ein 400faches seltener als z. B. bei Frauen in Europa oder in den USA.

Vieles spricht dafür, daß *Stillen bei der Krebs-*

vorbeugung eine Rolle spielt. Ob es allein schon ausreicht, ist jedoch nicht sicher erwiesen. Andere Tatsachen, wie z.B. der Zeitpunkt der Schwangerschaft, die Stilldauer und das Alter der Mutter bei der ersten Geburt dürften auch von Einfluß sein. Die Zusammenhänge sind noch nicht ganz geklärt. Aber es ist sicher erlaubt, Stillen als eine vorbeugende Maßnahme gegen die spätere Entstehung von Brustkrebs zu betrachten.

6. Schadstoffe in der Muttermilch

»Als Nahrungsmittel wäre Muttermilch verboten« schrieb eine Tageszeitung kürzlich. Sie bezog sich auf Untersuchungen, nach denen der Gehalt der Muttermilch an einem Insektenbekämpfungsmittel wie z.B. dem DDT, den zulässigen Gehalt in Lebensmitteln um ein Vielfaches überschreitet.

Das ist wahr und wurde auch in vielen anderen Ländern der Welt bestätigt. Wie muß man sich das erklären?

Obwohl z. B. DDT in der Bundesrepublik nicht mehr verwendet wird, werden wir noch lange mit diesem Stoff leben müssen, denn er zersetzt sich nur sehr langsam über viele Jahre. Dazu kommt, daß auch eingeführte Futtermittel noch Insektizide enthalten. Über Futtermittel gelan-

gen sie in die Tiere, über Lebensmittel in den Menschen. Sie werden im Fettgewebe gespeichert und von dort bei der Bildung von Muttermilch wieder mobilisiert.
Nun sind die festgesetzten Grenzen für den Insektizidgehalt von Lebensmitteln nicht gleichzeitig jene Grenzen, oberhalb derer Krankheitserscheinungen durch Vergiftung auftreten. Die festgelegten Grenzen sind niedrig und sollen lediglich den Lebensmittelüberwachungsämtern eine Handhabe gegen die Verwendung oder Einfuhr minderwertiger Nahrungs- oder Futtermittel geben.
Sorgfältige Beobachtungen haben trotz des hohen Gehaltes der Muttermilch an diesen Stoffen noch keine nachteiligen Auswirkungen auf Säuglinge feststellen können.
Der Insektizidgehalt der Muttermilch wird wie in vielen Ländern, so auch in der Bundesrepublik durch umfangreiche Untersuchungsprogramme sorgfältig überwacht. Es ist damit zu rechnen, daß die bisher noch hohen Werte in den kommenden Jahren allmählich absinken werden.
Der hohe Insektizidgehalt der Muttermilch darf also *nicht* als Grund genommen werden, vom Stillen abzuraten.

7. Stillen und Medikamente

Viele Frauen erhalten zum Zeitpunkt der Entbindung oder im Wochenbett Medikamente. Die Frage, ob trotz einer medikamentösen Behandlung weiter gestillt werden darf, wird deshalb oft gestellt.

Nun gibt es auf der einen Seite Gruppen von Medikamenten, die in hoher Konzentration in die Milch übergehen. Nicht alle werden dann aus dem Darm des Säuglings auch in das Blut aufgenommen. Aber auch eine Medikamentenwirkung, die auf den Darm des Kindes beschränkt bleibt, kann schon bedenklich sein.

Andererseits gibt es viele Mittel, die kaum in die Milch übergehen. Auch ändert sich der Übertritt in die Milch im Verlauf der Stillzeit. Er ist am stärksten während der Produktion der Vormilch, also zum Beginn der Stillperiode. Gerade in diesen ersten Tagen sind die Möglichkeiten des Säuglings, aufgenommene Medikamente abzubauen oder auszuscheiden, sehr begrenzt. Viele Faktoren, wie chemische Struktur, Löslichkeit in Fett oder Wasser, Teilchengröße, Bindung an Körpereiweiß u. a. m., sind für den Übertritt eines Medikamentes in die Milch verantwortlich. Auch sind die Erkenntnisse auf diesem Gebiet einem raschen Wandel unterworfen.

Sie sollten sich also mit Ihrem Arzt abstimmen.

Sollte er gerade diese Information nicht zur Hand haben, so kann er unter Umständen rasch bei der Herstellerfirma Erkundigungen einziehen. Dies kann um so bedeutsamer sein, als erst kürzlich in einer wissenschaftlichen Abhandlung folgende Meinung vertreten wurde: »Es läßt sich kaum eine zwingende medikamentöse Therapie vorstellen, die durch den Übertritt in Muttermilch und Kind gefährlich sein könnte und nicht durch ein anderes Therapieregime, das weniger Gefahren für das Neugeborene hat, ersetzt werden könnte. Demzufolge gibt es kaum einen Anlaß, einer Mutter das Stillen zu untersagen.«

So ist unter den Antibiotika eine Reihe bekannt, die vermieden werden sollte, eine andere wieder, die zur Anwendung kommen darf. Auch eine anfallskranke, gut medikamentös eingestellte Mutter darf bei bestimmten Medikamenten stillen.

Auch bei Verwendung von Beruhigungsmitteln müssen Sie Ihren Arzt konsultieren. Das gleiche gilt für Kopfschmerzmittel, von denen all jene, die Paracetamol enthalten, noch am ehesten in kleinen Dosen verwendet werden können. Ergotamin, in der Behandlung der Migräne verbreitet, kann über die Milch Symptome beim Kind hervorrufen.

Abführmittel, die aus dem Darm in das Blut übergehen, dürfen nicht verwendet werden.

Bitte konsultieren Sie jeweils Ihren Frauenarzt.
Diese wenigen Beispiele sollen nur verdeutlichen, daß Sie in jedem Fall den Arzt fragen sollten, ob ein Medikament in der Stillzeit gegeben werden kann oder ob es nicht durch ein anderes mit vergleichbarer Heilwirkung, aber ohne Übertritt in die Milch und ohne Gefahr für den Säugling, ersetzt werden sollte.

8. Stillen und Genußmittel

Es ist bekannt, daß während der Schwangerschaft sowohl Nikotin als auch Alkohol in größeren Mengen Schäden am ungeborenen Kind hervorrufen können, die es das ganze Leben begleiten. Um so eher wird die Frage nach der Geburt im Hinblick auf die Stillzeit gestellt.

Nikotin

Nikotin in größeren Mengen (ca. 20 Zigaretten tgl.) kann zunächst einmal die Milchmenge erheblich beschränken. In einer Zusammenstellung wissenschaftlicher Beobachtungen wird festgestellt, daß in der Stillzeit 5–6 Zigaretten tgl. ohne schädliche Beeinflussung des Säuglings zugelassen werden können. Nikotin tritt in ziemlich hohen Konzentrationen in die Muttermilch über. Gewarnt wird neuerdings vor dem »passiven Rauchen«. Es könnte die Anfälligkeit des Säuglings für Bronchitis vermehren. Sie sollten verrauchte Zimmer mit Ihrem Kind meiden.

Alkohol

Kleine Mengen von Alkohol (ein bis zwei Gläser Bier, Wein oder Sekt) richten keinen Schaden an. Sie können sogar den Milchausscheidungsreflex *anregen*!
In großen Mengen wird der Milchfluß aber eingeschränkt (Vorsicht mit »harten« Getränken). Alkohol geht nur in geringem Maße in die Milch über, so daß Säuglinge erst bei starkem Alkoholgenuß der Mutter beeinträchtigt werden. Binnen 24 Stunden ist der Alkohol aus der abgesonderten Milch verschwunden.

Kaffee, Tee

Koffein geht in die Muttermilch über, jedoch in so geringen Mengen, daß kaum Nebenwirkungen beim Kind zu erwarten sind. Solange Sie über den Tag verteilt etwa 3–4 Tassen Kaffee oder Tee trinken, werden Sie an ihrem Kind keine Wirkung erkennen. Natürlich ist das nicht die Regel. Es gibt sicher auch gelegentlich Kinder, die schon auf solche Mengen empfindlich reagieren. Sie müßten sich danach richten.

9. Wie lange soll man stillen?

Zu dieser Frage gibt es unterschiedliche Meinungen:

- Aus der Sicht der Ernährungswissenschaftler bringt unter unseren westlichen Lebensbedingungen das Stillen jenseits des ersten Lebenshalbjahres keine Vorteile mehr. Bis etwa zu diesem Zeitpunkt ist die Ernährung mit Muttermilch der mit künstlicher Säuglingsmilchnahrung jedoch weit überlegen.
- Viele Mütter können eine *so* lange Stillzeit nicht verwirklichen. Die Zeit einer gewissen Gefährdung durch Infektionen überwindet der Säugling mit etwa 4 Monaten. Auch dieser Zeitraum gehört noch zur optimalen Stilldauer.
- Eigentlich ist jeder Tag, an dem Sie stillen können, wertvoll. Wie schon angeführt, liegt die wichtigste Stillzeit zu Beginn der Stillperiode, wenn Abwehrstoffe vermittelt, Organfunktionen in ihren Reifungsprozessen geschont und Nährstoffe in optimaler Wei-

se aufgenommen werden. Einen festen Zeitpunkt, bis zu dem gestillt werden müßte, gibt es natürlich nicht.

- Es kann aber natürlich auch länger als 6 Monate gestillt werden. Die Zahl derer, die das verwirklichen, wird zunehmen. Schon jetzt wird wieder manches Kind bis zum vollendeten ersten Lebensjahr gestillt. Grundsätzlich ist dagegen nichts einzuwenden. In den Entwicklungsländern ist es sogar eine Frage des Überlebens, wenn nicht genügend »Abstillkost« verfügbar ist.
- Um das Ende des ersten Lebensjahres sollte aber beachtet werden, daß das Kind auch Beikost vom Löffel annimmt und vor allem auch Kauen gelernt hat. Für manche Mütter ist Stillen so einfach und bequem, daß sie nicht genügend Achtung auf das Kauenlernen verwenden. Schließlich findet man unter den langzeitgestillten Kindern nicht selten kleine »Haustyrannen«, die sich weigern, von der Brust zu festerer Nahrung überzugehen. Hier sollte ein Gespräch mit dem Kinderarzt gesucht werden. Denn solche Schwierigkeiten bergen die Gefahr qualitativer Unter- und Fehlernährung mit bleibenden Folgen in sich.

10. Kinder aus Allergikerfamilien brauchen Muttermilch

Wer Säuglinge mit Ekzemen kennt, weiß, wie sehr man darum kämpfen sollte, diese langwierige und ernste Krankheit immer dann zu verhindern, wenn ihr Auftreten wahrscheinlich ist. Es ist wahrscheinlich, wenn in der Familie der Eltern Ekzeme oder andere allergische Krankheiten gehäuft vorkommen, wie Asthma, Heuschnupfen, Nesselfieber. Es ist erwiesen, daß Allergien (das sind Krankheiten auf der Basis von Überempfindlichkeitsreaktionen) dann in solchen Familien *seltener* und *später* vorkommen, wenn die Säuglinge in den ersten Monaten *nur Muttermilch erhalten.* Da Muttermilch-Eiweiß von der eigenen Mutter stammt, gibt es dagegen keine Allergien.

Wenn eine sichere Allergiebelastung bei Ihnen oder Ihrem Mann besteht oder Sie bereits ein allergisches Kind haben, sollten Sie Ihren Geburtshelfer in dieser Sache ansprechen. Er wird Ihr Anliegen aufgreifen. Sie sollten alles versuchen, damit das Stillen glückt: Frühanlegen, »Rooming-In«.

Es muß die ausdrückliche Anordnung bestehen, daß Ihr Säugling *keinen Tropfen künstlicher Säuglingsmilchnahrung* erhält. Wenn die Milch in den ersten Tagen nicht reicht, ist Traubenzuckerlösung erlaubt.

Wenn Sie mit 4–5 Monaten dann mit einem Gemüsebrei beginnen, haben Sie bis dahin unter Umständen eine ernste Säuglingskrankheit verhütet!

11. Mittel zur Steigerung der Milchmenge

Wenn es verfügbar wäre, das Zaubermittel, das die Milch fließen läßt: Jeder wüßte es! Aber ein solches gibt es leider nicht. Das Saugen des Säuglings ist immer noch der wichtigste Motor für die Produktion.

Kleine Tips für den Hausgebrauch sind immer im Umlauf: Was das Gläschen Sekt für die eine Mutter ist, kann Malzbier oder Fruchtsaft oder ein als Milchbildungstee angepriesenes Produkt für die andere sein. Ein wenig Entspannung könnte hier im Spiel sein. Nichts spricht dagegen, solche Tips auszuprobieren, wenn man ein wenig an sie glaubt. Wissenschaftlicher Überprüfung haben sie nicht recht standgehalten.

Milchtreibende Medikamente gibt es auch, aber sie haben nur sehr begrenzte Wirkung:

Oxytozin: In Kap. II, 3 wurde die Rolle des Oxytozins für den Milchfluß behandelt. Mittels eines Sprays kann Oxytozin ein bis zwei Minuten vor der Brustmahlzeit in die Nase gesprüht werden. Es kann dann zunächst zu einem ergiebigeren Fließen der Milch führen. Dem Säug-

ling wird damit der *Beginn* der Mahlzeit erleichtert. Die Milchproduktion, also die verfügbare Milchmenge, kann durch dieses Sprühverfahren *nicht* gesteigert werden.
Eine Reihe von sog. »*Tranquilizern*«, also Medikamenten, die auf das Wohlbefinden der Patientinnen Einfluß nehmen, können die Milchproduktion anregen. Sie greifen in die Regulation des milchbildenden Hormons Prolaktin ein. Man kann aber vor der Anwendung solcher Mittel zu diesem Zweck nur warnen! Ihre milchfördernde Wirkung ist nur ein *Nebeneffekt.* Außerdem ist in Rechnung zu ziehen, daß die Hauptwirkung, die Beeinflussung der Hirntätigkeit der Mutter, später durch die Muttermilch das Neugeborene negativ treffen kann.

12. Ernährungsfahrplan für den gestillten Säugling

Wenn Sie sich entschließen, Ihr Kind lange zu stillen, so ist der Übergang von der Brust auf den Löffel etwas ganz Natürliches (Kap. XI). Muttermilch enthält alle Nähr- und Wirkstoffe, die ein Kind im ersten Lebens*halb*jahr braucht. Zufüttern von *Säften oder Breien vor dem Beginn des 4. oder gar 5. Monats beim gestillten Kind ist also unnötig.*

Erster Brei: Viele Mütter *möchten* im 4. Monat mit der Löffelfütterung beginnen. Bitte bedenken Sie:

- Ihr Säugling ist bisher nur Saugen gewohnt. Wenn er zunächst die Breinahrung wieder herausschiebt, bedeutet es noch nicht, daß sie ihm nicht schmeckt. Auch vom Löffel essen will gelernt sein.
- Beginnen Sie mit einem für das Alter empfohlenen Gemüsebrei, am besten Karottenbrei. Verfallen Sie bitte nicht der Vielfalt des Angebotes an industriellen Beikostnahrungen. Im ersten Lebenshalbjahr benötigt Ihr Kind noch keine abwechslungsreiche Küche!
- Verteilen Sie die erste Breimahlzeit, beginnend mit einigen Löffeln, schließlich 2–3mal täglich, damit zunächst *keine* Brustmahlzeit ausfällt. Stillen Sie vorher, dann hat Ihr Kind den ersten Hunger überwunden und ist geduldiger für das Experiment mit dem Löffel. Erst später, wenn Sie sich sicher fühlen, daß die Milchmenge nicht durch das Beifüttern zurückgeht, können Sie den ganzen Brei auf einmal füttern.
- Das Auftauchen unverdauter Gemüsereste im Stuhl ist ganz normal.
- Industriell hergestellte oder selbst zubereitete Nahrung? Vorteile der industriell hergestellten Nahrungen sind ihre gute Qualität, die Abpackung in Mahlzeitportionen, die

leichte Vorratshaltung und der geringe Arbeitsaufwand. Sollten Sie selbst zubereitete Breikost bevorzugen, so können Sie sich in den einschlägigen kostenlosen Informationsschriften z. B. der Deutschen Gesellschaft für Ernährung Rat holen. (Siehe Literaturhinweise am Ende des Buches.)

Zweiter Brei: Im 2. Lebenshalbjahr braucht der reine Milchanteil der Nahrung 500 ml nicht zu überschreiten. Nun kann auch die Muttermilch nicht mehr als allein ausreichende Quelle für die notwendigen Ergänzungsstoffe angesehen werden. Der zweite Brei, ab dem 6. Lebensmonat, kann ein Vollmilchbrei sein. Der bereits eingeführte Gemüsebrei darf nun in ein altersgemäßes Fleisch-Gemüse-Menü umgewandelt werden.

Mit 7–8 Monaten kann schon ein *dritter Brei,* ein Getreideflocken-Obst-Brei, eingeführt werden.

Nach dem Beginn des *10. Monats* empfiehlt sich der schrittweise Übergang auf *kleinkindgerechte Tischkost.* Allmählich wird auf *drei* Hauptmahlzeiten mit *zwei* Zwischenmahlzeiten zugesteuert.

- Morgens nach der Muttermilch ein Butterbrot oder Kornflocken.
- Als 2. Frühstück Obst oder geriebene Karotten oder Müsli.
- Mittags: Gemüse-, Fleisch-Menü.

– Nachmittags: Getreide-Obstbrei oder Butterbrot.
– Abends: Vollmilch-Grieß-, -Reis- oder Vollkorn-Brei, aber auch Butterbrot.
  Wenn Sie noch stillen, soll das Kind noch einmal an der Brust trinken.

Nach dem 10. Monat sollte jedes Kind an das Kauen gewöhnt werden.

Gewürzte Speisen sind erlaubt, jedoch *sparen* Sie mit Salz! Extra Salzen sollte im Säuglingsalter verboten sein.

Die Zahl der Mahlzeiten: Es ist nicht leicht, bei gestillten Kindern Empfehlungen für die Zahl der täglichen Mahlzeiten auszusprechen. Viele Mütter geben den Kindern die Brust nach Bedarf. So ist es nicht selten, daß mit 6 Monaten noch 6mal gestillt wird. Über die Zahl der Brustmahlzeiten sollen keine starren Regeln aufgestellt werden. Die folgenden Zahlen geben die *empfohlene Mindestanzahl* von Mahlzeiten wieder:

bei Ende des 3. Lebensmonats	5–6 Mahlzeiten
im 4. und 5. Lebensmonat	4–5 Mahlzeiten
ab 6. Lebensmonat	4 Mahlzeiten
ab 10. Lebensmonat	3 Haupt-, 2 Nebenmahlzeiten

Merke:
Ernährungsfahrpläne sollen nicht starr sein. Sie dienen als Richtlinien und sollen darauf aufmerksam machen, in welchem Altersabschnitt bestimmte Veränderungen berücksichtigt werden sollen.
Andere Getränke als Muttermilch: Obst- und Gemüsesäfte brauchen nicht vor dem 5. bis 6. Lebensmonat zugegeben zu werden. Ab dem 8. Monat trinkt Ihr Kind vielleicht schon gerne aus der Tasse. Es würde dann auch Vollmilch vertragen.

13. Vitamin D: Vorbeugung gegen Rachitis

Obwohl vor einiger Zeit eine gewisse Menge Vitamin D in der Muttermilch entdeckt wurde, reicht der Gehalt nicht aus, um in unseren ziemlich sonnenarmen Breitengraden die Rachitis sicher zu verhüten.
Gestillte Kinder erhalten deshalb täglich: einmal 500 IE Vitamin D 3.
Es wird z. Zt. zum Zwecke der Kariesprophylaxe mit 0,25 mg Fluor (in Form der D-Fluoretten 500) angeboten. Die tägliche Tablette soll in einem Löffel zerdrückt, mit ein paar Tropfen Wasser oder Milch verabfolgt werden. Vitamin D 3 soll ein ganzes Jahr lang einmal täglich gegeben werden.

14. Landläufige, aber irrige Meinungen über Muttermilch

»Muttermilch ist unverträglich, zu dünn, zu fett.«
Daß Muttermilch wirklich auch unverträglich ist und deshalb abgesetzt werden muß, ist ein *überaus seltenes* Ereignis (Kap. VII).
Ein wunder Po, wenn die Mutter zu viele Zitrusfrüchte oder auch anderes Obst gegessen hat, ist leicht zu heilen. Die Mutter sollte alle verdächtigen Obstsorten weglassen und könnte dann, Sorte für Sorte, nacheinander versuchen, woran es wohl gelegen hat.
Die Milch sei zu *dünn* ist eine Sorge mancher Mutter. Sie wird oft zu spät geäußert, so daß die Milch vor lauter Sorge schon wegbleibt. Im Vergleich zu vielen künstlichen Säuglingsmilchnahrungen sieht Muttermilch tatsächlich dünnflüssig aus. Zu »dünn« ist sie unter unseren normalen Ernährungsbedingungen *nie*. Sicher findet man einen einleuchtenden Grund für das häufige Schreien des Kindes, oder was sonst immer den Eindruck erwecken mag, daß es nicht satt wird. Sie sollten geschulten Rat suchen, ehe Sie vorzeitig abstillen!
»Die Milch ist zu *fett*«, diese Sorge hört man manchmal, eingeimpft von wohlmeinenden Verwandten oder Bekannten, wenn der Säugling häufig spuckt. Zwar schwankt der Fettge-

halt der Milch mit der Nahrung der Mutter, aber sie wird nie so fett, daß der Säugling sie nicht mehr vertragen kann. Lassen Sie sich also nicht beunruhigen, sondern suchen Sie auch hier erfahrenen Rat, um den wahren Grund für die vermeintliche Unverträglichkeit zu klären.

III. Künstliche Säuglingsernährung

1. Kleine Einführung

Man kann nie wissen: Es kann einmal ganz unerwartet nötig werden, zu einer künstlichen Säuglingsmilchnahrung greifen zu müssen. Dann ist es gut, wenn Sie sich in groben Zügen informiert haben.
Kuhmilch, die Grundlage fast aller künstlichen Säuglingsmilchnahrungen, unterscheidet sich in ihrer Zusammensetzung ganz wesentlich von der Muttermilch.

Tabelle 1

Die Zusammensetzung von Frauenmilch und Kuhmilch

	Protein g %	Fett g %	Milchzucker g %	Asche g %	Kalorien 100 ml
Frauenmilch, reife	1,2	3,5	7,0	0,21	67
Kuhmilch	3,3	3,5	4,8	0,72	66

nach Droese und Stolley, aus: Lehrbuch der Kinderheilkunde, Thieme 1977

Tabelle 1
gibt Zahlen zu Ihrer Information:

- Muttermilch ist viel ärmer an Eiweiß als Kuhmilch,
- Muttermilch enthält fast ebensoviel Fett, aber es ist ganz anders zusammengesetzt als Butter und wird vom Säugling viel besser aufgenommen,
- Muttermilch ist reicher an Milchzucker als Kuhmilch,
- Muttermilch enthält dreimal weniger Salz als Kuhmilch,
- Muttermilch und Kuhmilch enthalten etwa gleich viel Energie (Kalorien).

Der menschliche Säugling kann vor dem 2. Lebenshalbjahr unverdünnte Kuhmilch *nicht* vertragen: das hohe Eiweiß- und Salzangebot würde die Organe, die das Überangebot verkraften müßten – nämlich die Nieren – überfordern, schwere Stoffwechselentgleisungen wären die Folge. Butterfett geht in den ersten Wochen in recht hohem Anteil durch den Darm wieder verloren. Kuhmilch, soll sie für Säuglinge verträglich sein, muß tiefgreifend verändert werden!

Vereinfacht kann man es etwa so sagen:

- Kuhmilch muß so lange *verdünnt* werden, bis Eiweiß und Salzgehalt für den Säugling verträglich sind.
- Dann muß man die Energie (Kalorien) in der

verdünnten Milch durch Zugabe von gutverträglichen Fetten und Kohlenhydraten *auffüllen.*

- Dabei verwendet man vorzugsweise pflanzliche Öle, um das Muttermilchfett im Hinblick auf den Gehalt an sog. ungesättigten Fettsäuren und der lebenswichtigen Linolsäure möglichst treffend nachzuahmen.
- Die Kohlenhydrate werden ergänzt durch Stärke und Kochzucker oder alleine durch Milchzucker aufgestockt.

So entstehen zwei Typen von Säuglingsmilchnahrungen, die für den jungen Säugling verträglich sind:

2. Sogenannte »adaptierte Säuglingsmilchnahrungen«

Sie sind

- arm an Eiweiß und Mineralsalzen,
- ihr Fett ist dem Muttermilchfett durch Zugabe pflanzlicher Öle angepaßt
- als Kohlenhydrate enthalten sie *nur* Milchzucker.
- Sie sind mit den wichtigsten Vitaminen, auch mit einer geringen Menge Vitamin D angereichert.

3. Die sogenannten »teiladaptierten Säuglingsmilchnahrungen«

Sie sind
- arm an Eiweiß und Mineralsalzen,
- ihr Fett ist dem Muttermilchfett durch Zugabe pflanzlicher Öle angepaßt,
- ihr Kohlenhydrat besteht aus *mehreren Stoffgruppen,* zumeist mit etwas Kochzukker, aber auch mit etwas Stärke, welche die Nahrung etwas dickflüssiger macht.
- Auch sie sind mit Vitaminen, auch mit kleinen Mengen Vitamin D, angereichert.

Der *Unterschied* zwischen adaptierten und teiladaptierten Säuglingsmilchnahrungen liegt also nur in der *Zusammensetzung der Kohlenhydrate.* Wenn beide Milchnahrungstypen nun für den jungen Säugling verträglich sind, wofür soll man sich entscheiden?
Als *Ergänzung zum Stillen ist den adaptierten Säuglingsmilchnahrungen der Vorzug zu geben!* Bitte lesen Sie in Kapitel V, 9 nach. Dort ist es begründet. Teiladaptierte Säuglingsmilchnahrungen, die etwas sämiger sind, werden von vielen Müttern in der Hoffnung eingesetzt, ihr Kind schlafe besser durch. Dieses Argument ist in Fachkreisen sehr umstritten. Für teiladaptierte Säuglingsmilchnahrungen gilt übrigens vorläufig noch, daß man sie wahrscheinlich *nicht* nach Bedarf füttern kann.

4. Sogenannte »Folgemilchen«

Eine *dritte Gruppe* von Säuglingsmilchnahrungen, die etwas eiweiß-, salz-und kalorienreicher ist, darf erst nach der Vollendung des 4. Lebensmonats gegeben werden. Die Packungen sollten entsprechend gekennzeichnet sein.

Der vorstehende Abriß ist sehr vereinfacht. In Wirklichkeit ist für die Herstellung der Säuglingsmilchnahrungen ein sehr kompliziertes Vorgehen erforderlich, das zu beschreiben hier nicht der Ort ist. Auch können Säuglingsmilchnahrungen auf der Grundlage anderer Eiweiße (Soja oder Fleisch) hergestellt werden. Auch hierfür gibt es Industrieprodukte.

Da die verschiedenen Firmen, welche Säuglingsmilchnahrungen produzieren, gerade in letzter Zeit ihre Produkte häufig verändern oder umbenennen, ist es nicht ratsam, eine Produktliste der Säuglingsmilchnahrungen der verschiedenen Typen anzuführen. *Fragen Sie bitte Ihren Kinderarzt!*

IV. Was Sie über Ihren Säugling wissen müssen

1. Einige Anmerkungen zur Geburt

In diesem Buch wird darauf verzichtet, die Geburt darzustellen. Es ist Ihnen sicher bekannt, daß die meisten Geburtskliniken darum bemüht sind, besonders wenn Sie es wünschen, Ihnen den Kreißsaal zu zeigen, damit Sie all die technischen Einrichtungen, die schließlich zu Ihrem und Ihres Kindes Schutz dort stehen, zumindest in Augenschein genommen haben.
Kaum eine Entbindungsklinik wird es dem Vater Ihres Kindes verweigern, bei der Geburt anwesend zu sein, sofern kein operativer Eingriff wie z. B. ein Kaiserschnitt nötig wird oder aber auch andere Frauen im gleichen Kreißsaal entbunden werden müssen.
Auch wird Ihnen Ihr Geburtshelfer sagen oder mit Ihnen absprechen können, welche Medikamente er während der Geburt voraussichtlich einsetzen wird, falls die Situation es erforderlich macht. Dann können Sie wissen, ob Sie wach sind, wenn Ihr Nachwuchs kommt, oder ob Sie oder er oder beide schläfrig sein werden. Für viele Mütter sind diese Fragen wichtig. Ihr Ge-

burtshelfer wird Ihnen sein medizinisch notwendiges Vorgehen sicher erläutern. Die Gefahrlosigkeit Ihrer Entbindung für Sie und Ihr Kind ist natürlich das erste Gebot.

2. Der erste Kontakt

Die ersten gemeinsamen Augenblicke nach der Geburt, vielleicht die ersten gemeinsamen Stunden, die Mutter und Kind nach der Entbindung miteinander verbringen, können die Beziehung zwischen Mutter und Kind auf lange Zeit hinaus prägen.

Jedem Hirten ist geläufig, daß man ein Muttertier und sein neugeborenes Junges nach der Geburt nicht trennen darf, da das Muttertier sein Junges danach nicht wieder annehmen würde. Untersuchungen sprechen dafür, daß bei Muttertieren um den Zeitpunkt der Geburt eine besondere *Bereitschaft* zur Pflege des Jungen besteht, die während der Schwangerschaft heranreift und nach der Geburt einen Höhepunkt erreicht.

Psychologen und Psychotherapeuten haben schon seit Jahrzehnten davor gewarnt, die *Menschenmutter* und ihren Säugling nach der Geburt voneinander zu trennen, wie es die moderne Geburtshilfe lange Zeit verlangt hat. Diese Warnungen blieben lange weitgehend unbeachtet. Es fehlten Beweise für die Schädlichkeit dieser Trennung. Inzwischen hat sich die Einstellung der Ärzte zu diesen Fragen sehr gewandelt. Amerikanische Kinderärzte haben nämlich kürzlich zeigen können, daß schon einige wenige Stunden gemeinsamen Beisammenseins nach der Geburt genügten, um das Verhalten einer Mutter gegenüber ihrem Kind anders zu gestalten, als wenn man beide getrennt hätte. Wenige Stunden reichen aus, um Pflegeverhalten, um sprachliche Zuwendung, Füttergeschick u. a. m. auf lange Zeit hin sinnvoller zu gestalten. Diese Erkenntnisse sind inzwischen auch von Wissenschaftlern aus anderen Ländern bestätigt worden. Vieles also spricht dafür, daß auch die Menschenmutter in der Zeit unmittelbar nach der Geburt besonders »prägbar« ist für die Erfüllung ihrer mütterlichen Aufgaben.

Zu diesen Aufgaben *kann* auch das Stillen gehören. Es hat sich nämlich gezeigt, daß Stillen um so besser und um so langanhaltender in Gang kommt, wenn Mutter und Kind nach der Geburt nicht getrennt worden sind.

Hier kann ein voreiliger und *schwerwiegender Fehlschluß* Platz greifen, der leider weit verbreitet ist. Gemeint ist die oft gehörte Behauptung, stillende Mütter hätten besseren Kontakt zu ihren Kindern als Mütter, die ihre Kinder mit der Flasche füttern. Diese Behauptung ist *nie bewiesen worden*! Sie versetzt aber all jene Mütter zu Unrecht in Not, die trotz aller Bemühungen nicht stillen können oder sich von vornherein gegen das Stillen und für die Ernährung mit der Flasche entschieden haben. Sie könnten denken, sie seien schlechtere Mütter.

Der frühe Kontakt zwischen Mutter und Kind ist geeignet, das Verhältnis zwischen den beiden besonders harmonisch zu gestalten, gleich ob die Mutter sich zum Stillen entschließt oder nicht. Daß das frühe Beieinandersein von Mutter und Kind in vielen Müttern Stillwillen und Stillerfolg festigt, ist eine verständliche Begleiterscheinung, wenn man die Vorgänge über die Entstehung und Absonderung der Muttermilch studiert hat.

Im folgenden werden Sie über die ersten Minuten Ihres Säuglings lesen können. Wenn Sie ihn so früh wie möglich halten wollen, sollten Sie wissen, welche medizinischen Maßnahmen ihn zunächst einmal erwarten.

Jede Geburtsklinik hat ihre eigene Erfahrung und Handhabe, wenn es darum geht, Ihnen Ihr Kind so früh wie möglich zu geben. Sie können vorher danach fragen, damit Sie wissen, wie es in der Entbindungsklinik Ihrer Wahl gehandhabt wird.

Über das frühe Anlegen an die Brust können Sie sich, wie gesagt, informieren.

3. Zu Ihrer Information

Nach der Geburt

Kaum ist Ihr Säugling geboren, wird er einer ersten Beurteilung seines Gesundheitszustandes unterzogen. Je nach der Organisation der Geburtsklinik werden ein Frauenarzt, ein Narkosearzt oder ein Kinderarzt, unterstützt von Hebamme oder Kinderschwester, für Ihr Kind bereitstehen. Es geht um ein paar sehr wichtige Informationen und Maßnahmen:
Hat Ihr Kind schon kräftig durchgeschrien, so erübrigen sich helfende Maßnahmen. Es könnte sein, daß man Ihnen das Kind sofort überläßt.
Will es noch nicht so richtig schreien, so werden der Schleim im Rachen und Flüssigkeit aus dem Magen abgesaugt und, wenn nötig, ein paar Atemhilfen mit einer Maske gegeben, um Sauerstoffmangel zu beheben.
Auch eine Injektion von Lösungen in die Nabelschnur zur Bekämpfung der Übersäuerung des Blutes, die schon bei leichtem Sauerstoffmangel entsteht, ist eine Routinemaßnahme, die nur dazu dient, Ihren Säugling rasch »in Form« zu bringen.
Nach einer Minute und nach fünf Minuten im Anschluß an die Entbindung werden bereits »Noten« verteilt. Sie dienen der Beurteilung

des Zustandes Ihres Kindes, und Sie können sie erfragen oder im Vorsorgeheft, welches Sie später mitbekommen, nachlesen. Nach einer Minute soll die APGAR-Note sieben und darüber sein, nach fünf Minuten neun oder zehn. Sie wissen dann, daß Ihr Kind während und unmittelbar nach der Geburt keine Anpassungsschwierigkeiten hatte, selbst wenn ein paar unterstützende Maßnahmen notwendig waren.

Unmittelbar nach der Geburt erfolgt auch eine erste Übersichtsuntersuchung, die darüber entscheidet, ob besondere Vorsichtsmaßnahmen angezeigt sind, wie z. B. eine vorbeugende Beobachtung im Brutkasten (Inkubator) des Säuglingszimmers oder im Falle von zu erwartenden Gefahren für die Verlegung in eine Kinderklinik, in der das ganze Arsenal von Behandlungsmöglichkeiten für Ihr Kind bereitsteht. In den meisten Fällen kann Ihr Geburtshelfer eine notwendig werdende Verlegung in die Kinderklinik voraussagen, und Sie werden bereits vor der Entbindung darüber informiert sein. Das gilt vor allem für Frühgeborene, deren Gewicht und Unreife ja heute schon im Mutterleib ziemlich genau gemessen werden können.

In Deutschland werden die Ergebnisse der ersten Untersuchung im Kreißsaal als U_1 in das gelbe Vorsorgeheft eingetragen.

Die Entwicklung des Körpergewichts im ersten Lebensjahr

Was für Anhaltszahlen gelten? Ein gesundes Neugeborenes nimmt nach der Geburt meist ab. Die Abnahme erreicht ihren tiefsten Wert nach 5–7 Tagen und beträgt 5–10 % des Körpergewichtes (bei einem Kind von 3000 g Geburtsgewicht also 150–300 g). Um den 10. bis 14. Lebenstag hat das Kind sein Geburtsgewicht wieder erreicht, im 5. Lebensmonat wird es verdoppelt, am Ende des ersten Lebensjahres verdreifacht.

Tabelle 2

Gramm-Gewichtszunahme des Säuglings

		tägl.	wöchentl.	monatl.
1., 2., 3.	Monat	28–30	196–210	850–900
4., 5., 6.	Monat	20	140	610
7., 8., 9.	Monat	15	105	460
10., 11., 12.	Monat	12	84	370
		Jahressumme: 6870–7020 g		

nach Droese und Stolley, aus: Lehrbuch der Kinderheilkunde, Thieme 1977

Tabelle 2
– zeigt die Gewichtszunahme des Säuglings in Gramm pro Tag, pro Woche und pro Monat im ersten Lebensjahr.

Merke:
Diese Zahlen sind *Anhaltszahlen*! Nicht jeder Säugling hält sich *immer* an die Regel.
Wie oft soll man wiegen? Wenn die Milch gut fließt und der Gewichtsverlauf in etwa den o. g. Anhaltszahlen entspricht, wenn der Säugling in den ersten 4–6 Monaten 2–3 Stunden nach der Mahlzeit schläft, genügt es, wenn man ihn nur noch einmal in der Woche, später nur noch einmal im Monat wiegt. Ob die Gewichtskurve befriedigend verläuft, werden Sie schon in der Klinik erfahren. Sie werden dann trotzdem beruhigter sein, wenn Sie Ihr Kind in den ersten 4–6 Wochen einmal am Tag und dann erst seltener wiegen.

Anhaltspunkte für tägliche Trinkmengen

In den ersten Lebenstagen

In den ersten Lebenstagen Ihres Kindes fließt die Milch noch spärlich, und das ist kaum anders zu erwarten. Am ersten Tag nach der Geburt werden selbst bei häufigem Anlegen kaum mehr als 20 ml Vormilch abgegeben. Am 7. Lebenstag können bereits 400–500 ml Milch gebildet werden. Alle Regeln, die die tägliche Steigerung der Muttermilchmenge vorrechnen, haben den Nachteil, daß sie etwas starr sind,

denn sie stellen Mittelwerte dar, an die sich Ihr Kind gar nicht halten möchte.
Folge: Die Mutter wird unruhig! Und das ist nicht nötig und nicht gut. Wenn Sie den Eindruck haben, daß Ihr Kind noch durstig ist, bekommt es etwas Traubenzuckerlösung oder unter bestimmten Bedingungen, die Ihnen der Arzt erklären wird, für eine kurze Zeit auch etwas künstliche Säuglingsmilchnahrung, bis die Muttermilch den Bedarf voll decken kann.

Nach der zweiten Lebenswoche

Muttermilch wird nach Bedarf gegeben. Mit steigendem Körpergewicht ändert sich die erforderliche Milchmenge. Es gibt eine *Faustregel,* die der Orientierung dienen kann, wenn Sie sich sicher fühlen wollen (s. Tab. 3).
Im 5. und 6. Monat wird im allgemeinen schon Beikost zugefüttert, so daß Milch nicht die einzige Nahrungsquelle mehr darstellt. Auch diese Zahlen sind *Anhaltszahlen,* sozusagen breite Schienen des Trinkmengenbedarfs. Sie werden von vielen Säuglingen zeitweise über- oder unterschritten.
Merke:
– Machen Sie bitte nicht den Fehler, der sich etwas eingebürgert hat: Nehmen Sie *nicht* die Trinkmengenempfehlungen auf Packungen

Tabelle 3

Faustregel und Beispiele für Trinkmengen nach der zweiten Lebenswoche

	nach 2. Lebenswoche bis Ende des 3. Monats	4., 5. und 6. Lebensmonat
tägl. Trinkmenge in bezug zu Körpergewicht	$^1/_6$–$^1/_5$	$^1/_7$–$^1/_6$
Beispiele:	Säugl. wiegt 4000 g, darf 670 g ($^1/_6$) bis 800 g ($^1/_5$) trinken	Säugl. wiegt 6000 g, darf 850 g ($^1/_7$) bis 1000 g ($^1/_6$) trinken

für künstliche Säuglingsmilchnahrung als Maßstab für die Muttermilchmenge! Diese Empfehlungen müssen aus gutem Grund etwas starrer sein. Sie versetzen Sie in unnötige Unruhe, wenn Sie sie auf Ihre Stillmenge anzuwenden versuchen.

Der Stuhlgang des muttermilchernährten Kindes

Nach Abgang des schwarz-dunkelgrünen Kindspechs (Mekonium) in den ersten zwei Tagen entleert sich grünlich-bräunlicher Übergangs-

stuhl. Wie es dann weitergehen wird, kann man bei gestillten Kindern kaum vorhersagen:
Es ist durchaus normal

- wenn sich in jeder Windel ein etwas flüssig-pastiger, goldgelb-grünlicher, säuerlich-aromatisch riechender Stuhl findet,

aber auch

- wenn tagelang *kein* Stuhl entleert wird. Das kann bis zu einer Woche, aber auch länger dauern. Wenn Ihr Kind gut trinkt und zufrieden ist, gibt es keinen Grund zur Sorge.

V. Die Praxis des Stillens

Die Brust bereitet sich von selbst allmählich auf die Aufgabe des Milchbildens und Milchgebens vor.
Ist Vorbereitung zum Stillen überhaupt notwendig?
Dieser Vorbereitung wird im allgemeinen nur geringer Raum eingeräumt im Vergleich zu den Vorbereitungen auf die Geburt selbst. Aber mangelnde Vorbereitung zum Stillen läßt diese so selbstverständliche Sache häufig frühzeitig zu einem nicht gewollten Ende kommen.
Wie soll die Vorbereitung nun aussehen?
An erster Stelle steht die Information über alle Vorgänge während der Stillzeit. Dies ist nicht nur für die Mutter, sondern ebenso für den Mann wichtig – denn wie sonst könnte er in der Lage sein, seine Frau zu unterstützen? Sie sollten auch Ihren Arzt von Ihrem Plan zu stillen in Kenntnis setzen, damit er weiß, daß Sie stillen *wollen.* Vielleicht kann er noch Fragen beantworten, Zweifel zerstreuen oder auch die Klinik und den Kinderarzt in Kenntnis setzen.

1. Brustpflege

Die Brust wird größer in der Schwangerschaft. Das wachsende Gewebe ist stark durchblutet. Die Haut muß sich dehnen. Dieser Prozeß kann unterstützt werden, indem die Brust etwa *ab der 30. Woche* besonders gepflegt wird.

Hautpflege und Abhärtung

Um die Durchblutung zu unterstützen, sollte die Brust morgens und abends warm-kalt im Wechsel geduscht, mit einer weichen Bürste abgerieben und anschließend mit einem Frottiertuch kräftig abgerubbelt werden. Eine pflegende Creme oder Öl, mit sanften Strichen, ohne Druck, in die Brust einmassiert, erhöht die Elastizität von Haut und Gewebe und kann so mit dazu beitragen, Schwangerschaftsstreifen (Risse in der Unterhaut), die auch an der Brust und nicht nur an Bauch, Hüften und Unterschenkeln entstehen können, zu vermeiden.

Büstenhalter

Ein gutsitzender Büstenhalter, der die schwerer werdende Brust stützt, aber keinesfalls einengen sollte, wird von vielen Frauen in der Schwangerschaft als unerläßlich, von anderen, die gewohnt sind, ohne Büstenhalter zu gehen, eher als lästig empfunden. Jede Frau wird hier individuell entscheiden, was für sie am bequemsten ist. Lassen Sie sich in einem *Fachgeschäft* beraten!

2. Brustwarzenpflege in Schwangerschaft und Stillzeit

Das Saugen Ihres Kindes an der Brust kann ohne entsprechende Vorbereitung sehr schmerzhaft für die Brustwarzen sein. Viele Frauen geben schon in den ersten Tagen das Stillen auf, weil die Brustwarzen wundgenukkelt sind und Stillen keine Freude, sondern eine mit Schmerzen verbundene Mühe geworden ist. Es können sogar Risse an der Brustwarze entstehen, die bluten und das Stillen fast unmöglich machen. Natürlich gibt es Behandlungsmöglichkeiten, und Panik ist fehl am Platze, aber Vorbeugen ist sehr viel einfacher und schmerzloser als Heilen: Die Brustwarzen müssen also in die Pflege der Brust miteinbezogen werden.

Abhärten – Waschen

Auch die Brustwarzen sollen spätestens vier Wochen vor der Entbindung mit der weichen Bürste oder dem Frottiertuch abgerieben und dadurch abgehärtet werden. Rollen Sie die Brustwarzen zwischen Daumen und Zeigefinger leicht hin und her. Nehmen Sie etwas Öl dazu, und ziehen Sie die Warzen einige Male kräftig heraus, so daß es nicht weh tut, wohl aber spürbar ist.

Machen Sie diese kleinen Handgriffe regelmäßig. Sie können leicht in die tägliche Körperhygiene einbezogen werden. Die Mühe wird sich lohnen! Speziell für Frauen mit sehr empfindlicher Haut ist die Abhärtung der Brustwarzen als Vorbereitung zum Stillen eine Notwendigkeit.

Nehmen Sie sowohl in der Schwangerschaft als auch in der Stillzeit nur klares Wasser, wenn Sie die Brust waschen. Seife trocknet die Haut zu leicht aus und begünstigt Risse in der Brustwarze. Ein einfaches Mittel zur Abhärtung der Brustwarzen sind kurze Luft- und, wenn möglich, Sonnenbäder.

Das Ausstreichen der Brust

Einige Ärzte empfehlen zur Brustpflege in den letzten 6–8 Wochen der Schwangerschaft das Ausstreichen der Brust mit der Hand einzubeziehen: Durch sanfte Massage sollen die Milchgänge geöffnet und Stauungen beim Einschießen der Milch vermieden werden. Die Menge an Vormilch soll dadurch gesteigert werden und die »richtige« Milch häufig früher einschießen als ohne diese Vorbereitung.
Das Ausstreichen der Brust nach Applebaum (Kap. XIV) geschieht, wie nachfolgend abgebildet:

Abb. 3a: Beide Hände umfassen eine Brust, die Daumen liegen oben, die übrigen Finger unten und führen eine sanfte Massage aus, von hinten bis auf die Brustwarze zu.

Abb. 3b: Nun stützen Sie die Brust mit einer Hand, die andere Hand wird frei.

Abb. 3c: Daumen und Zeigefinger der freien Hand liegen am Rand der Areola, drücken zuerst nach hinten in Richtung Brustkorb, dann zusammen und nach vorn, bis Sekret erscheint.

Abb. 3d: Die Warze fest zwischen 2 Fingern greifen und mehrmals herausziehen und wieder hineindrücken.

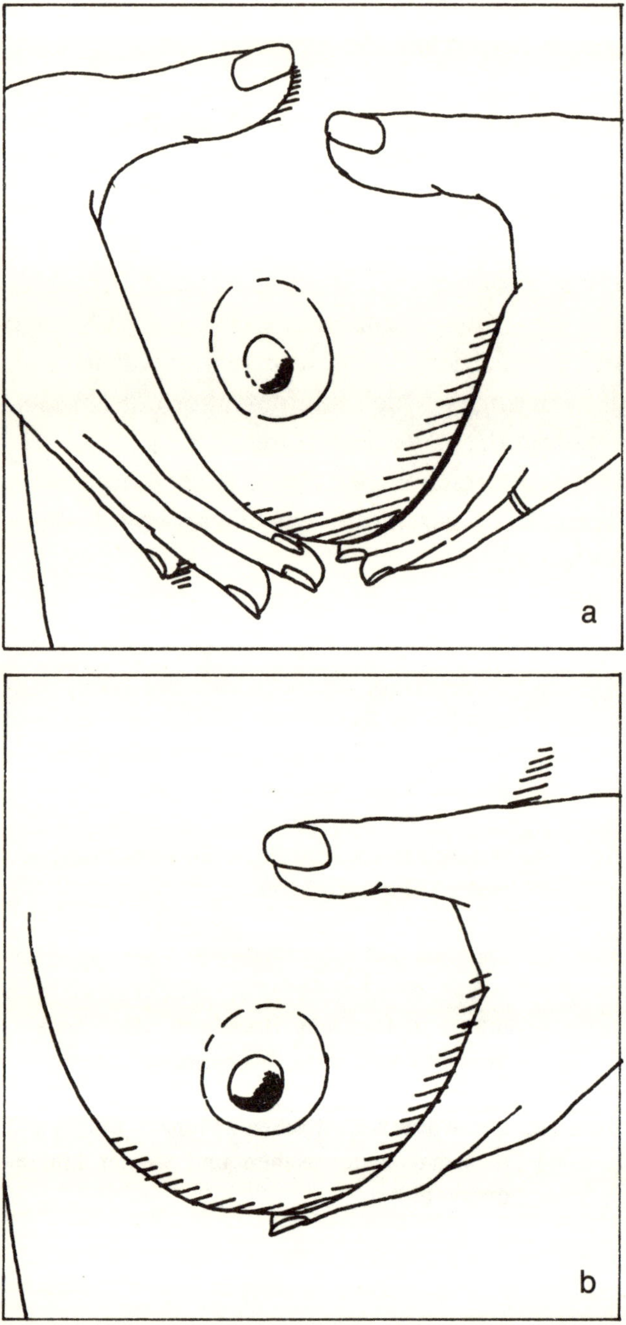
a
b

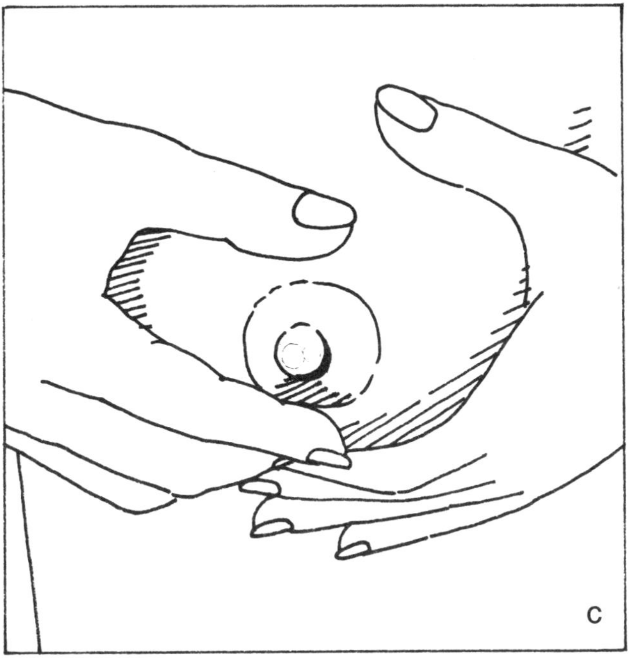
c

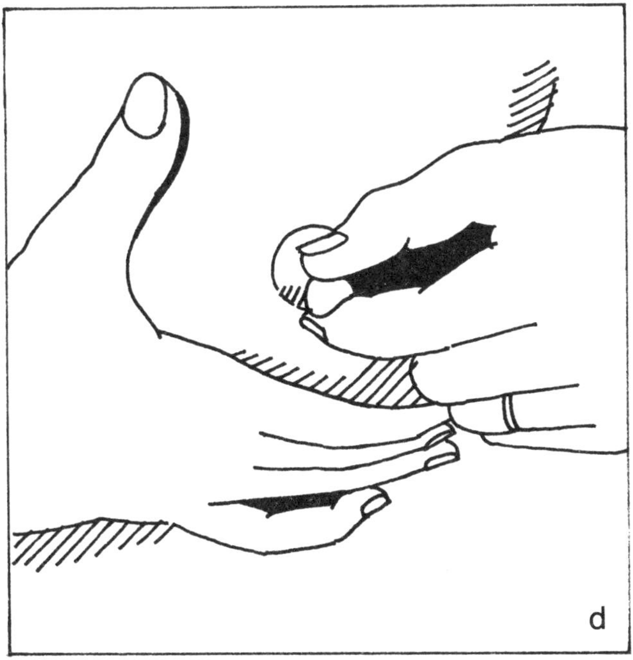
d

3. Frühes Anlegen an die Brust und seine Technik

Tatsächlich ist das Neugeborene auf diesen Augenblick gut vorbereitet. Es ist bekannt, daß die komplizierten Vorgänge, die dem Säugling ermöglichen, die Brust zu suchen, zu finden und an ihr zu saugen, schon in der ersten Hälfte der Schwangerschaft zu reifen beginnen. Etwa *30 Minuten nach der Geburt erreicht das Saugvermögen des Kindes einen ersten Höhepunkt.* Er sollte genutzt werden. Wenn die Mutter unter Narkose- oder Medikamenteneinwirkung steht, von der auch das Kind noch betroffen ist, wird der erste Saugversuch wenig erfolgreich verlaufen, das Kind wird schläfrig sein.

Aber merke:

– Beim ersten Saugversuch kommt es *nicht* darauf an, daß das Kind schon Milch erhält! Das Saugen an der Brust ist ein Signal für den Körper der Mutter, mit der Produktion von Milch zu beginnen.

Das frühe Anlegen ist also als Milchbildungsanreiz zu sehen. Vieles spricht dafür, daß es dazu beiträgt, den frühen Milchfluß zu begünstigen und Milchstauungen beim sog. »Einschuß« seltener sein zu lassen. Auch könnte es sein, daß frühes Anlegen eine längere und ergiebigere Stillzeit einleitet, wie verschiedene Untersuchungen wahrscheinlichgemacht haben.

Daß Sie vor dem Wie des ersten Anlegens, insbesondere wenn es unmittelbar nach der Geburt erfolgt, Unsicherheit fühlen, ist völlig normal. Wenige Mütter haben die Sicherheit und das Vertrauen in die Fähigkeit, mit ihrem Kind richtig umgehen zu können. Dazu brauchen Sie ermutigende Unterstützung und praktische Hilfe.
Eine freundliche Hebamme oder eine Säuglingsschwester wird Ihnen beistehen. Sie wird Ihnen Mut machen, Ihrem Instinkt zu folgen.
Ob das erste Anlegen im Sitzen oder Liegen erfolgt, hängt wesentlich davon ab, in welcher Position Sie sich am wohlsten fühlen und wie Ihr Befinden nach der Entbindung ist.

Erstes Anlegen im Liegen

War z. B. ein Dammschnitt notwendig, der jetzt versorgt werden muß, dann stillen Sie vorzugsweise im Liegen. Das Kind sollte in den Arm gegeben werden, und Sie sollten sich dem Kind zuwenden. Der Körper Ihres Kindes und der Ihre sollten einander zugewandt sein, nicht nur die Brust dem Kopf des Kindes entgegengestreckt werden. Wird Ihr Kind nun eng an Ihren Körper gehalten, so daß sein Mund ganz sachte die Brustwarze berührt, so wird das wache Kind spontan seinen Mund öffnen und nach der

Brustwarze suchen. Dies ist ein angeborenes Reflexverhalten. Mit der freien Hand sollten Sie die Brust zwischen Mittel- und Zeigefinger halten, so daß die Brust*warze* weiter hervortritt und die Brust gleichzeitig zurückgehalten wird, um die Nase des Kindes zum Atmen freizulassen. Ihr Kind wird die Brustwarze und einen Teil des Vorhofs mit seinen Lippen umschließen, Ober- und Unterkiefer werden die Brustwarze fest fassen, und das Kind wird zu saugen beginnen.
Ist Ihr Säugling nicht spontan bereit, die Warze zu fassen, dann hilft nur ruhige Gelassenheit. Niemals sollte der Kopf Ihres Kindes mit der Hand umschlossen und an die Brust gedrückt werden. Ihr Kind wird dadurch nur irritiert und weiß nicht, zu welcher Seite es sich wenden soll. Hat das Kind die Warze erst einmal gefaßt, dann sollte man es saugen lassen, solange es möchte. Es ist nicht selten, daß die Kinder bereits nach wenigen Minuten ruhig einschlafen.

Erstes Anlegen im Sitzen

Ziehen Sie es vor und sind Sie in der Lage, Ihr Kind das erstemal im Sitzen zu stillen, so sollten Sie es so bequem wie möglich haben. Feste Kissen zur Unterstützung im Rücken und evtl. eine Knierolle tragen zum entspannten Sitzen bei.

Sie sollten Ihren Oberkörper nun leicht nach vorn beugen, nicht zurücklehnen. Das Kind wird entweder mit dem rechten oder linken Arm gehalten und wieder mit seinem ganzen Körper Ihrem Körper zugewandt. Damit das Halten des Kindes nicht zu schwer wird, kann der Arm, der das Kind hält, auf einem Kissen ruhen. Man kann auch ein Kissen auf Ihren Schoß legen, so daß der Arm mit dem Kind darauf ruhen kann. Wie beim Stillen im Liegen sollte auch hier die Brust, die gereicht wird, mit der freien Hand geführt werden und der Mund oder die Ihnen zugewandte Wange leicht mit der Brustwarze berührt werden, bis das Kind die Brustwarze gefaßt hat.
Das erste Anlegen des Kindes sollte nicht gestört werden; wenn möglich, sollten Eltern und Kind dabei ein wenig alleingelassen werden. Jede Ablenkung von außen ist überflüssig während dieser wichtigen Phase. Ob die Familie zu diesem Zeitpunkt schon unter sich sein kann, hängt selbstverständlich von den medizinisch notwendigen Maßnahmen ab.

Vorsicht vor Unterkühlung!

Sind Sie und Ihr Kind während dieses ersten Stillens weitgehend unbekleidet, so muß, um Unterkühlung zu vermeiden, entweder ein

Wärmestrahler oder eine vorgewärmte Decke zum Schutz verfügbar sein. Nicht nur Neugeborene kühlen leicht aus, auch viele Mütter frieren nach der Geburt, bedingt durch die Anstrengung und die Veränderung im Kreislaufsystem. Wärme trägt außerdem zur Entspannung der Mutter bei.

4. Wenn frühes Anlegen in Frage gestellt ist

Nicht alle Mütter werden ihr Neugeborenes direkt nach der Geburt anlegen können. Eine Frau, die durch Kaiserschnitt entbunden hat, wird mit dem Anlegen warten müssen, bis die Wirkung der Medikamente nachgelassen hat und sie sich in so guter körperlicher Verfassung befindet, daß sie stillen möchte. Selbst bei einem Kaiserschnitt, der mit *örtlicher Betäubung* durchgeführt wird, ist zur Versorgung der Mutter, nachdem sie ihr Kind gesehen hat, unter Umständen eine kurze Vollnarkose notwendig. Ein kurzes Anlegen vorher ist zwar möglich, fordert aber erhebliche organisatorische Vorbereitungen auch von seiten des Narkosearztes. Ein wirkungsvolles Anlegen ist hier nur unter großen Schwierigkeiten zu erreichen. Sie werden sicher Verständnis haben, wenn Sie in diesem Fall darauf verzichten müssen.
Hat eine Mutter während der Geburt starke

Medikamente erhalten, so wird sie in den meisten Fällen zu müde sein, um sich durch das Stillen auf ihr Kind einstellen zu können. Eine hohe Dosis an Schmerzmitteln ist häufig die Ursache dafür, daß die Stillbeziehung zunächst nicht richtig in Gang kommt. Sicher haben Sie mit Ihrem Frauenarzt diese Möglichkeiten vor der Geburt besprochen.
Ist frühes Anlegen nicht möglich, so sollte es zum frühestmöglichen Zeitpunkt nachgeholt werden, sobald Sie wach genug sind, Ihr Kind anzulegen. Sie müssen aber wissen, daß der Saugreflex nach dem ersten Höhepunkt im Anschluß an die Geburt zunächst einmal weniger intensiv ist und erst am zweiten Lebenstag wieder in voller Intensität zurückkehrt. Im allgemeinen sollten *Säuglinge,* auch wenn sie »spät« angelegt werden, *innerhalb der ersten sechs Lebensstunden Gelegenheit haben, an der Brust der Mutter zu saugen.*

5. »Rooming-In«

»Rooming-In« bedeutet die gemeinsame Unterbringung von Mutter und Kind in einem Zimmer. Diese Art der Versorgung beider nach der Geburt setzt sich inzwischen in immer mehr Geburtskliniken auch im deutschsprachigen Raum durch.

Eigentlich ist »Rooming-In« das Natürlichste von der Welt, denn natürlicherweise gehören Mutter und Kind in engen Kontakt zusammen. Das menschliche Neugeborene unterscheidet sich darin noch in besonderer Weise von den Jungen vieler Tiere, daß es besonders hilflos ist.

Die Entwicklung der Geburtshilfe in den vergangenen Jahrzehnten hat in vielen Ländern dazu geführt, daß Mutter und Kind nach der Geburt getrennt wurden. Säuglinge wurden in besonderen Säuglingszimmern isoliert und nur zu den Mahlzeiten tagsüber zu ihren Müttern gebracht. Die Kinder sollten auf diese Weise vor Infektionen geschützt werden. Auch glaubte man, sie unter der Obhut der Schwester und des nahen Arztes grundsätzlich besser beobachtet und überwacht, falls Störungen auftreten sollten. Aus der Sicht der vergangenen Jahrzehnte war diese Einstellung verständlich. Die Infektionsanfälligkeit des jungen Säuglings war bekannt, der Fortschritt der Medizin verlieh dem Vertrauen in die fachlich geschulte Überwachung höchste Einschätzung.

Neuere Erkenntnisse haben nun gezeigt, daß der junge Säugling gerade gegen alle jene Krankheitskeime, die in der Umgebung der Mutter Schaden anrichten können, durch Abwehrstoffe der Mutter geschützt ist, von denen ein Teil durch das mütterliche Blut bereits im Mutterleib auf das Kind übergegangen ist. Wie schon im Kap. II, 2 behandelt, wird dieser Schutz aber erst recht ausgebaut, wenn die Mutter ihr Kind stillt und ihm mit der Muttermilch eine große Zahl von Abwehrstoffen zukommen läßt.

Es ist natürlich kein Zweifel, daß Neugeborene, die irgendeinem Risiko in der Schwangerschaft oder der Geburt ausgesetzt waren oder bei denen mit Anpassungsstörungen nach der Geburt zu rechnen ist, unter besonderer Beobachtung in einem dafür gut eingerichteten Säuglingszimmer verbleiben oder gar in eine Kinderklinik verlegt werden müssen. In solchen seltenen Fällen werden Sie von Ihrem Frauenarzt oder von dem betreuenden Kinderarzt über die Ursachen und das zu erwartende Geschehen unterrichtet.

»Rooming-In« hat viele Vorteile

»Rooming-In« ermöglicht Mutter und Kind

- sich gegenseitig kennenzulernen. Gerade nach der Geburt, in der die Mutter besonders aufnahmebereit für den Kontakt mit ihrem Säugling ist, lernt sie am begierigsten und schnellsten die »Signale«, mit denen ihr Kind sich verständlich macht. Sie lernt seine Eigenständigkeit im Hinblick auf den Nahrungsbedarf und seine Trinkgewohnheiten.

- Sie lernt *Stillen* und *Pflegen.* Unter der Anleitung der Schwester und im Gespräch mit dem Arzt ist ihr die Möglichkeit gegeben, *Handgriffe zu lernen,* Informationen einzuholen und dadurch Ängste zu überwinden.
- Sie kann fragen!
  Wenn sie nicht schon über Erfahrungen in der Aufzucht von Kindern verfügt, wird sie glücklich sein, die ersten Tage fragen zu können. Es erspart viele Ängste nach der Übersiedlung nach Hause!
- Sie kann den Arzt bei der Untersuchung beobachten, wenn er die zweite Vorsorgeuntersuchung in Gegenwart der Mutter vornimmt. Sie kann sich davon überzeugen, ob alles, was ihr Kind können muß, wirklich funktioniert, ob alle Organe, die untersucht werden, gesund sind und ob sie beruhigt nach Hause gehen kann. Wenn der Arzt etwas findet, das eine spezielle Überwachung durch häufige Arztbesuche nach sich zieht, so kann die Mutter sich erklären lassen, worum es sich handelt, vielleicht auch schon erfahren, womit sie zu rechnen hat.
- Der *Vater* kann schon früh an der Pflege des Kindes teilnehmen. Dieses ist ein ganz besonders großer Vorteil des »Rooming-In«-Systems.

Verschiedene Formen des »Rooming-In«

Es gibt verschiedene Möglichkeiten, »Rooming-In« zu praktizieren: In manchen Kliniken werden die Kinder nach dem anfänglichen Beisammensein im Kreißsaal zunächst für 24–28 Stunden im Säuglingszimmer beobachtet. In dieser Zeit kann die Mutter sich soweit erholen, daß sie dann auch die pflegerischen Handgriffe bei ihrem Kind übernehmen kann. Ärzte und Schwestern haben dann die Sicherheit, daß sie ein gesundes Kind einer pflegebereiten Mutter an die Seite geben können. Manche Kliniken führen »Rooming-In« nur tags durch und nehmen die Kinder nachts in das Kinderzimmer zurück. In anderen Kliniken werden die Kinder auf Wunsch für Stunden bei der Mutter gelassen. »Rooming-In« kann in Einzel- oder in Mehrbettzimmern durchgeführt werden. Es gibt eigentlich keine Probleme, wenn sich zwei oder auch drei Mütter gemeinsam darauf einigen, ihre Kinder Tag und Nacht im Zimmer zu haben. Oft sind die Nächte allerdings ein wenig unruhig. Der sog. »Ammenschlaf« – d.h. der Schlaf, aus dem die Mutter nur aufwacht, wenn ihr eigenes Kind schreit –, ist wohl doch nicht so weit verbreitet.

Nach unserer Ansicht sollte »Rooming-In«, wenn irgend möglich, *Tag und Nacht* ausgeübt werden. Nur auf diese Weise lernt die Mutter das Verhalten ihres Kindes zu jeder Tages- und Nachtzeit kennen. Gerade nachts tauchen die Ängste auf, alleingelassen und hilflos zu sein. Viele Mütter betonen ganz besonders, daß »Rooming-In« nachts, mit der Möglichkeit, in der Not eine Schwester um Rat zu fragen, ein besonderer Gewinn ist. Gerade auch im Hinblick auf den unregelmäßigen Nahrungsrhythmus des Kindes ist das nächtliche Beisammensein von Mutter und Kind zu empfehlen.

Verschiedene Probleme beim »Rooming-In«

Es gibt Probleme von seiten der Mütter und von seiten der Klinik.
Die Probleme auf seiten der Mütter treten in Erscheinung, wenn Mütter gesundheitlich noch nicht in der Lage sind, ihr Kind zu versorgen. Wenn sie es trotzdem schon im »Rooming-In«-System versuchen, so fühlen sie sich bedrückt und werden ängstlich. Wenn sie nach Hause gehen, ist »Rooming-In« ein angstbeladenes Erlebnis geblieben. Es ist immer gut, solche Gefühle den Schwestern und Ärzten zu sagen, sofern sie nicht selber erkennen, worunter die Mutter leidet. Nur so werden sich Wege finden lassen, die Mutter zu entlasten und zu vermeiden, daß die Versorgung ihres Kindes für sie zum Alptraum werden könnte.

Manche Mütter empfinden »Rooming-In« als Nachteil, weil der Strom der beglückwünschenden Besucher eingeengt werden muß. Dabei ist nichts dagegen einzuwenden, wenn all jene Mitglieder und Freunde der Familie zu Besuch kommen, die regelmäßig dem unmittelbaren Kreis der Familie angehören.
Auch für die *Klinik* ist »Rooming-In« ein *Problem:* Solange die Vorbereitung der Mütter auf Pflegen und Stillen nicht besser verbreitet ist und auch solche Mütter »Rooming-In« machen wollen, die nicht an Säuglingspflegekursen teilgenommen haben, bedeutet »Rooming-In« für die Schwestern eine erhebliche Mehrbelastung. Der Hinweis, man spare durch »Rooming-In« Personal, ist sicher nur für wenige geburtshilfliche Zentren, in denen intensive Vorbereitung betrieben wird, zutreffend. Die Tatsache, daß Mütter nun auch alles über ihr Kind lernen wollen und jeden Handgriff sicher beherrschen möchten, bevor sie nach Hause gehen, bedeutet für die Schwestern einen erheblichen Aufwand an Lehrzeit mit jeder einzelnen Mutter. Hier liegt in vielen Kliniken der Grund für die Begrenzung des »Rooming-In«-Systems. Viele Kliniken wissen aus Erfahrung, welchen Anteil von Schwangeren sie im »Rooming-In«-System betreuen können. Sollten Personalengpässe entstehen, so wird Sie die Klinik um Verständnis bitten. Oft kommt es darauf hinaus, daß

Mütter ihre Kinder erst ein oder zwei Tage später zur Betreuung durch »Rooming-In« bekommen.
Sollten Sie während des »Rooming-In« einen Infekt »ausbrüten«, so können Sie im allgemeinen das Stillen fortsetzen.
Es ist dann *nur nach Beratung mit dem Kinderarzt* möglich, das Kind ins Kinderzimmer zurückzunehmen, um den Infekt, den Sie möglicherweise auf Ihr Kind übertragen, nicht im Kinderzimmer auszubreiten. Dieses Problem spielt aber nur sehr selten eine praktische Rolle.
Es ist wohl kein Zweifel, daß die Vorteile des »Rooming-In« die Nachteile überwiegen. Es ist auch kein Zweifel, daß die meisten geburtshilflichen Kliniken diese Vorteile erkannt haben. Man soll aber nicht das Kind mit dem Bad ausschütten: Personalengpässe, die heute noch schlechter zu beheben sind als noch vor einigen Jahren, sollten als begrenzender Faktor erkannt werden. Erst wenn »Rooming-In« nur für alle jene Mütter zugelassen wird, die sich vorher einer intensiven Schulung und Aufklärung unterzogen haben, wird es möglich sein, auch in Häusern mit begrenzter Personalausstattung »Rooming-In« auf mehr und mehr Patientinnen und ihre Säuglinge auszuweiten.

6. Stillen beim »Rooming-In«

Die ersten Tage

Das gesunde reife Neugeborene wird sich etwa alle 2 Stunden, manchmal sogar häufiger, manchmal nach längerem Zeitabstand bemerkbar machen. Sie sollten es dann an die Brust nehmen und trinken lassen. Die Trinkmengen werden noch gering sein. Aber diese Vormilch enthält bekanntlich wichtige Schutzstoffe.

Häufiges Anlegen regt die Milchbildung an und eröffnet die Möglichkeit, ohne Zugabe von künstlicher Milch oder Tee auszukommen.

Dauer der ersten Mahlzeiten

5–10 Minuten an einer Seite saugen lassen sind in den *ersten Tagen* ausreichend. Wenn Sie sich auf das Stillen vorbereitet haben, werden Sie Ihr Kind länger anlegen können. Je entspannter Sie während des Stillens sind, desto besser läuft auch die Milch.

Ablenkung von außen kann sehr störend sein.

Auch eine zu mitteilsame Zimmernachbarin sollte freundlich um Ruhe gebeten werden. Es kann auch vorkommen, daß eine Mutter sich nicht entspannen kann, wenn ihr Oberkörper entblößt ist und die Zimmernachbarin herüberschaut. Ein Sichtschutz schafft Abhilfe.

Die Mahlzeit beenden

Hat Ihr Kind in Ruhe und mit gutem Appetit etwa 10 Minuten an einer Seite getrunken, sollte es *abgenommen* werden. Niemals sollte es einfach von der Brust gezogen werden. Der entstehende Sog ist stark und schmerzhaft und führt leicht zur Beschädigung der Brustwarze. Dem Kind die Nase zuzuhalten, um es zum Loslassen zu veranlassen, ist eine etwas rauhe Methode.

Schieben Sie Ihren kleinen Finger der freien Hand vorsichtig zwischen Brustwarze und Mundwinkel Ihres Kindes: der Sog wird abgebrochen, und das Kind läßt die Warze los. Jetzt kann es einen Moment aufrecht gehalten werden, wobei sein Rücken leicht gestreichelt wird, um den Abgang geschluckter Luft (»Bäuerchen«) zu erleichtern. Es kann vorkommen, daß ein gestilltes Kind gar kein »Bäuerchen« machen muß, da gestillte Kinder sehr viel weniger Luft schlucken als Flaschenkinder.

Schon bald: Anlegen an beiden Seiten

An vielen Geburtskliniken wird schon von vornherein oder sobald das Kind ausgiebig saugt, an beiden Seiten angelegt. Das soll man auf jeden Fall tun, wenn der Säugling nach dem Trinken an nur einer Seite noch unruhig ist. Die Mütter sollen sich freimachen von dem gelegentlich zu Unrecht erteilten Rat, daß eine Brust ausreichen muß. Spätestens nach 4–5 Tagen wird dies kaum noch genug sein. So kann Zufüttern am ehesten vermieden werden.

An der zweiten Brust sollte Ihr Kind trinken, solange es möchte. Erfahrungsgemäß schlafen die meisten Säuglinge dabei ein. Sie können ihn dann entweder in sein Bettchen legen oder, wenn Sie es möchten, gemeinsam mit Ihrem Kind im Arm ein bißchen schlafen. Die folgende Mahlzeit beginnt an der zuletzt gegebenen Brust, da diese vielleicht nicht ganz leergetrunken worden war. Die möglichst vollständige Entleerung der Brust ist der beste Anreiz zur erneuten Milchbildung.

Hat mein Kind genug bekommen?

Ist das Kind nach dem Stillen zufrieden, schläft es womöglich ein, so ist das ein Zeichen dafür, daß es auch satt geworden ist. Ein anderes Zeichen für ausreichende Nahrung des Stillkindes sind häufig nasse Windeln. Hat das Kind nicht genug getrunken, sondern ist nach einigen Minuten des Saugens schon müde, dann wird es sich sicher nach kurzer Zeit wieder melden. Es sollte dann gestillt werden.

Bitte nicht ständig wiegen!

Ein gestillter Säugling, der nach Bedarf gefüttert wird, braucht *nicht* vor und nach jedem Anlegen an die Brust gewogen zu werden.
Beim gesunden, voll ausgetragenen Säugling ist es völlig ausreichend, wenn er zunächst nur einmal am Tag gewogen wird. Das Wiegen vor und nach jeder Mahlzeit, wie es häufig noch geschieht, vor allem wenn die Kinder alle 4 Stunden zu den Müttern gebracht werden, führt oft zu einem regelrechten »Leistungsdruck« bei den Müttern. Untersuchungen in Finnland haben gezeigt, daß sich der Stillerfolg viel schneller und ausgiebiger zeigt, wenn Waagen und Wiegebücher aus dem Zimmer verschwinden. Ohnehin wird der Verlauf der Gewichtskurve in der Neugeborenenzeit nur zu einem geringen Anteil durch die Nahrungszufuhr beeinflußt.
Schon das Ausschwemmen von Wassereinlage-

rungen, die insbesondere bei unreifen Kindern häufig vorkommen, können Gewichtsstürze vortäuschen, die z. B. nichts mit Hungern zu tun haben.
Wiegen vor und nach der Brustmahlzeit ist also nicht einmal sinnvoll. Es sind meist die besorgten Schwestern, die gerne vergewissert sein möchten, daß der Säugling nicht hungert. Dabei sind die althergebrachten Trinkmengenregeln lange nicht für jeden Säugling gültig, sondern können nur als sehr grobe Anhaltspunkte dienen. Nicht selten stiften sie mehr Verwirrung als Nutzen. Die Mutter, die ihr »Soll« nach der Regel nicht liefert, wird unruhig, ängstlich, unsicher. Eine unbedachte Bemerkung von Arzt oder Schwester macht sie nur allzu schnell bereit, mit der Flasche nachzufüttern – das Abstillen beginnt!

Möglichst nicht »zufüttern«!

Muttermilchmenge und Bedarf (Hunger) des Kindes sind von der Natur aufeinander eingestellt, vorausgesetzt, man greift in diesen Prozeß nicht ein. Zufüttern oder auch das Füttern künstlicher Säuglingsmilchnahrung zwischendurch sollte vermieden werden, damit sich Nachfrage und Angebot gut aufeinander einspielen können.

Hinzu kommt die Gefahr, daß ein zu häufig mit der Flasche gefüttertes Kind *die Brust verweigern* kann. Einmal kann es das einfache Saugen aus der Flasche dem anstrengenderen Saugen an der Brust vorziehen, zum anderen kann es durch die Flaschennahrung so satt sein, daß es an der Brust nicht richtig trinkt. Jede Mutter, die ihr Kind stillen möchte, sollte sich mit dem Arzt und den Säuglingsschwestern absprechen, daß dem Kind nichts »zugefüttert« wird, sondern es in jedem Fall zuerst bei der Mutter angelegt werden sollte. Auch nachts sollte das gestillte Kind keine künstliche Nahrung erhalten. Gerade in der ersten Zeit *braucht* die Brust diese nächtliche Stimulation, um zur weiteren Milchbildung angeregt zu werden. Und die nächtliche Ruhestörung durch den Säugling ist weniger störend für die Mutter, als eine ganze Nacht mit übervoller Brust zu verbringen, die frühmorgens so prall ist, daß der Säugling die Warze kaum fassen kann.

Wenn es in den ersten Tagen trotzdem nicht reicht

Hier gibt es verschiedene Möglichkeiten, die vom Zustand des Säuglings abhängen.

Der reife und gesunde Säugling

Sollte in den ersten Tagen die Muttermilchmenge den Säugling nicht zufriedenstellen, so kann im Anschluß an das Anlegen Traubenzuckerlösung (10 g auf 100 ml abgekochten Wassers) angeboten werden. Hat der Säugling schon gelernt, die Brustwarzen zu fassen, so wird es kaum schädlich sein, ihm die zusätzliche Nahrung mit Flasche und Sauger anzubieten. Muß er es noch lernen, die Warze zu fassen, so könnte man daran denken, den Löffel zum Zufüttern zu nehmen, damit der Säugling nicht dem Sauger den Vorzug gibt und »brustscheu« wird. Zugabe von Traubenzuckerlösung vermindert die leichte Übersäuerung und Unterzuckerung, die in den ersten Lebenstagen insbesondere bei Hunger häufig ist und die in einem gewissen Umfang sogar noch als tragbar angesehen werden kann.

Unreife oder Zustand nach Hunger im Mutterleib

Unreife Kinder, sofern sie nicht ohnehin in die Kinderklinik zur besonderen Pflege verlegt werden, lernen häufig nicht gleich das Trinken an der Mutterbrust und bedürfen andererseits der Nahrungszufuhr. Kinder, die im Mutterleib

gehungert haben, sind daran erkennbar, daß sie für die Schwangerschaftsdauer etwas klein und untergewichtig geblieben sind. Der Kinderarzt wird Sie auf diesen Zustand aufmerksam machen, sofern er Ihnen nicht schon vorher vom Geburtshelfer angekündigt worden ist. Diese Störung bedarf dringend der Energiezufuhr, gerade wenn Muttermilch noch nicht genügend fließt. Hier *muß künstliche Nahrung eingesetzt werden.* Wie schon im Kap. III ausgeführt, eignen sich hierfür besonders die sog. »adaptierten Säuglingsmilchnahrungen«, die ähnlich wie die Muttermilch nach Bedarf gegeben werden können.
Ist der anfängliche Mangelzustand überwunden und hat das Kind gelernt, an der Brustwarze zu trinken, so kann man den Säugling nach erfolgtem Milcheinschuß im Hinblick auf die Flasche *vorsichtig* hungern lassen, um ihn zur Muttermilchernährung sanft zu zwingen.

»Stillzeit, bitte nicht stören!«

Der Betrieb einer Klinik kann für die Patienten genauso anstrengend sein wie für das Personal. Man sollte einmal zählen, wie oft am Tag die Klinke gedrückt wird. Vieles von dem Hin und Her ist kaum zu umgehen, aber manches läßt sich verschieben oder zusammenlegen.

Zum Stillen brauchen Sie Ruhe. Bitten Sie doch um ein Schild für Ihre Zimmertür, damit die Klinke erst gar nicht betätigt wird:

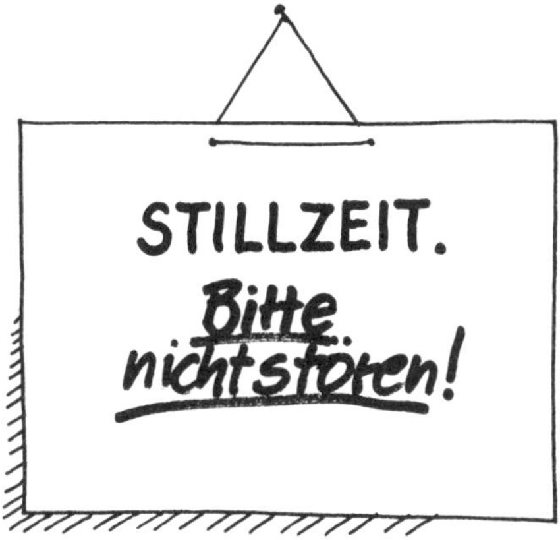

wird auch Besucher zu ein wenig Warten veranlassen.
Nur der Vater und Geschwister sollten die Ausnahme sein.

7. Wenn »Rooming-In« nicht möglich ist oder nicht gewünscht wird

Obwohl die Vorteile des »Rooming-In«-Systems bekannt sind, gibt es Kliniken, die sich noch nicht hinreichend darauf eingestellt haben oder die Schwierigkeiten haben, es einzuführen. Eine Frau, die für sich und ihr Kind

»Rooming-In« wünscht, hat dann nicht immer die Möglichkeit, an eine andere Klinik auszuweichen.
Natürlich gibt es Mütter, die »Rooming-In« gar nicht wünschen. Wenn sie schon mehrere Kinder zu Hause haben, wollen sie sich einmal ausruhen, zumal Ihnen die Erfahrungen der ersten Tage bereits geläufig sind. Man sollte auf jeden Fall diese Entscheidung annehmen und die Mutter von Belehrungen verschonen.
Was können Mütter tun, um voll stillen zu können, auch wenn das Kind im zentralen Säuglingszimmer untergebracht ist?
Zunächst einmal sollte eine Frau ihrem Arzt schon vor der Entbindung mitteilen, daß sie stillen möchte und Wert darauf legt, *voll* zu stillen. Wenn es der Geburtsverlauf erlaubt, kann die Mutter durch frühes Anlegen den Stillbeginn beschleunigen.
Alles weitere ist auch ein wenig eine Frage des guten Willens aller Beteiligten: In einer Klinik, in der aus organisatorischen Gründen die Kinder wirklich nur im festen Rhythmus, nämlich vierstündlich zu den Müttern gebracht werden, sind Säuglinge nicht anders als anderswo: sie werden wahrscheinlich selbst *keinen* 4-Stunden-Rhythmus haben.
Folge: Wenn sie bei der Mutter sind, haben sie gar keine Lust zu trinken. Folge: Die Mutter verdächtigt die Kinderschwestern, ihr Kind

zwischendurch gefüttert zu haben, obwohl es gar nicht der Fall war. Schon ist Spannung in der Luft, und das Stillen ist gefährdet. Abhilfe läßt sich nur bedingt schaffen, nämlich das Kind 1–2 Stunden oder länger bei der Mutter zu lassen, damit sie erlebt, wie es Hunger bekommt und an der Brust trinkt. Wenn es irgend geht, lassen Schwestern, die den intensiven Stillwunsch einer Mutter kennen, sich meist auch dazu bestimmen, das Kind nachts zur Mutter zu bringen, wenn es schreit.
Es ist wichtig für diese Mütter, *zu Hause auf Bedarfsstillen überzugehen.* Aber eine ganze Reihe von Säuglingen läßt sich auch schon bald von alleine auf einen 4-Stunden-Rhythmus ein.

8. Stillen zu Hause

Vorsicht! Nicht gleich übernehmen!

Wenn Sie mit Ihrem Kind nach Hause kommen, wird es nicht ohne Schwierigkeiten bleiben, sich vorrangig um den Säugling zu kümmern und ihm gerecht zu werden. Für viele Mütter ist das gar nicht so einfach: In ihrer Abwesenheit wurde der Haushalt nicht perfekt versorgt, vieles blieb liegen. Sie fühlen sich vielleicht schon stark genug, »um Bäume ausreißen zu können«, und meinen, sie müssen gleich alles erledigen, ihre gewohnten Tätigkeiten wiederaufnehmen. Aber wenn Sie nachdenken, werden Sie allmählich das Gefühl verspüren, daß der tägliche »Kleinkram« im Moment gar nicht so wichtig ist. Allein wichtig ist, daß Sie sich weiterhin schonen und sich Zeit nehmen für die eigene und die Pflege des Kindes.

Die ersten sechs Wochen sind kritisch

Während der ersten sechs Wochen nach der Geburt geben viele Mütter das Stillen auf. Die Zahl der gestillten Kinder sinkt von etwa 70 % bei Entlassung aus der Klinik auf 20 % im Alter von sechs Wochen. Und selbst Frauen, die in der Klinik erfolgreich gestillt haben, »schaffen es« einfach zu Hause nicht mehr. Wo liegen die Ursachen dafür? Sie werden in jedem einzelnen Fall andere Akzente haben. Man weiß noch zu wenig darüber.

Es ist tatsächlich bekannt, daß es etwa sechs Wochen dauert, bis die Milchbildung »eingefahren« ist. In dieser Zeit müssen sich der Appetit des Kindes und die Milchmenge fest aufeinander einstellen. Dieser Vorgang ist, wie bereits geschildert, leicht störbar in diesen ersten sechs Wochen. Sind sie überstanden, wird die Milchbildung so leicht durch nichts mehr erschüttert.

Fehlende Information und Unterstützung

Ein Grund für das frühzeitige Aufgeben des Stillens ist die Unwissenheit über die Vorgänge während der Stillperiode. Jede stillende Frau sollte mit den Darstellungen vertraut sein. Sind Mutter und Vater informiert über die normalen Stillvorgänge, werden sie kleine Schwierigkeiten, die immer mal auftreten können, leicht überwinden. Der Mann, der seiner Frau Mut zuspricht oder ihr eine kleine Freude bereitet, kann viel zum Stillerfolg beitragen. Junge Mütter wissen oft gar nicht, an wen sie sich wenden sollen, wenn sie einen Rat oder auch nur zusprechende Unterstützung brauchen. Die eigene Mutter ist oft schon Teil jener Generation, die ihre Kinder in der Hauptsache mit der Flasche großgezogen hat. Sie kann oft nicht raten.

Zuspruch oder gar direkte Hilfe sind also selten geworden. Eine gute Freundin oder Schwester, die ihr Kind erfolgreich stillt und durch ihr Beispiel helfen könnte, ist nicht immer vorhanden. Die meisten Frauen, die stillen möchten, haben nie eine andere Frau beim Stillen beobachtet oder sie später um Rat fragen können.

Haushalt, Verwandte und Freunde

Äußere und innere Ruhe ist ein wichtiges Gebot für die stillende Mutter in den ersten Wochen. Leicht gesagt, denn der Haushalt, vielleicht auch schon die anderen Kinder, aber auch mehr oder weniger liebe Besuche fordern ihr Recht. Versuchen Sie, sich gerade in diesen ersten Wochen Freiraum zu erhalten für sich und Ihr Kind. Das Gefährlichste zusätzlich zur Last des Alltags ist der *Zweifel an Ihrer Fähigkeit, das Stillen durchzuhalten.* Auch Verwandte und Freunde können es sein, die Sie durch wohlgemeinte Bedenken und Ratschläge oder gar durch Kritik verunsichern.

Wichtig ist der Vater

Die größte Hilfe für die Frau ist der Ehemann, der Vater des Kindes. Vielleicht ist es ihm möglich, den Jahresurlaub oder einen Teil davon in diesen ersten Wochen zu nehmen. Es gibt ihm einmal die Chance, sich mit seinem Kind vertraut zu machen, Vater sein zu lernen. Zum anderen gibt es ihm die Möglichkeit, seine Frau aktiv zu unterstützen. Diese Unterstützung beschränkt sich nicht auf gelegentliches Abwaschen oder Bettenmachen, sondern bedeutet Übernahme der Verantwortung im *Alltag der*

Familie. Sein Beitrag zur Unterstützung der Stillbeziehung ist wichtiger als alle von außerhalb der Familie kommenden Ratschläge. Keine Frau wird ihr Kind erfolgreich stillen können, wenn der Ehemann – häufig aus Unwissenheit, Ungeduld oder aber auch Unbedachtsamkeit – den Eindruck erweckt, er stehe dem Stillen ablehnend gegenüber. (Oft fürchten manche Frauen, ihr Mann könnte etwas gegen das Stillen haben, aus Angst, daß die Brust später nicht mehr gespannt ist, sondern herabhängt. Das stimmt überhaupt nicht!)
Was kann der Vater denn tun, wenn er nicht mal dem Kind die Flasche geben kann? Alles kann er tun, außer dem Kind Nahrung zu geben. Und da die Frau hierzu nun einmal die entsprechenden biologischen Voraussetzungen mitbringt, sollte er ihr die Ernährung des Säuglings ohne Neid überlassen. Vielleicht mag er statt dessen das tägliche Baden des Säuglings übernehmen. Natürlich gehört etwas Übung dazu, aber die Frauen müssen das ebenso lernen wie die Männer, also warum sollten sie nicht die Pflege des Kindes gemeinsam übernehmen?
Dem Vater kommt außerdem die wichtige Aufgabe zu, vor allem in den ersten Tagen über *die Ruhe der Mutter beim Stillen* zu wachen, liebe Besucher in der Zwischenzeit mit Charme zu unterhalten oder sie galant zu verabschieden. Als letzter Ausweg ist es sicher erlaubt, wenn

man sich auf den Rat des Arztes beruft, die Mutter brauche in der Stillzeit Schonung. Verständnis ist dem Vater auch dann zu empfehlen, wenn sein Essen nicht immer pünktlich auf dem Tisch steht, wenn sein Anzug noch immer nicht aus der Reinigung geholt ist, obwohl er gerade den unbedingt gebraucht hätte, wenn mal wieder kein weißes Taschentuch zu finden ist, weil seine Frau sie alle zweckentfremdet hat als Stillbüstenhaltereinlagen, wenn das Baby wichtiger ist als sein Ärger am Arbeitsplatz. Humor und die Erkenntis, daß *alles* nachgeholt werden kann, nicht aber diese erste Zeit mit dem Kind, helfen selbst schwierige Situationen besser zu überstehen.

Stilltechnik zu Hause

Hygiene vor und nach dem Stillen

Vor jedem Stillen sollten Sie sich gründlich die Hände waschen. Es ist nicht notwendig, die Brustwarzen vor dem Stillen zu desinfizieren, wie es häufig in der Klinik der Fall ist. Abwaschen mit klarem Wasser ist eine ausreichende hygienische Maßnahme. Seife ist zu vermeiden. Nach dem Stillen sollten die Brustwarzen an der Luft trocknen, Abwaschen ist nicht nötig. Die auf der Brustwarze verbleibende restliche

Milch und der Speichel des Säuglings wirken als ausreichender Schutz. Das Auftragen von Salbe auf die Brustwarzen ist nur bei sehr empfindlichen Warzen notwendig. Ihr Arzt wird Ihnen eine entsprechende Salbe empfehlen.

Dauer einer Mahlzeit

Die Dauer einer Mahlzeit sollte etwa 10–20 Minuten an einer Brust betragen. Nach einer Pause für das »Bäuerchen« sollte Ihr Kind dann solange es möchte an die andere Brustseite angelegt werden. Sie sollen wissen, daß der Säugling *in den ersten Minuten, in denen er an einer Brust trinkt, schon den wesentlichen Anteil der Mahlzeit bekommt.* Wenn eine Brustmahlzeit, bei der das Kind an beiden Seiten trinkt, länger als 40 Minuten dauert, sollten Sie Ihren Arzt um Rat fragen, es sei denn, daß Sie sie aus Spaß und Freude so lange dauern lassen.

Machen Sie es sich bequem

Sie sollten es zum Stillen so bequem wie möglich haben. Ein gemütlicher Sessel mit dicken Armlehnen, auf die man den Arm, der das Baby hält, aufstützen kann, eine *Fußbank* oder ein Hocker, um die Füße aufstützen zu können, werden von vielen Frauen als sehr angenehm empfunden. Wahre Wunder hinsichtlich der Entspannung von Mutter und Kind bewirkt ein Schaukelstuhl.

Sie sollten versuchen, Telefon oder Türglocke während des Stillens möglichst zu überhören. Auch ein kleines Hinweisschild an der Tür: »Bitte jetzt nicht stören!«, wird wohl niemand übelnehmen.

Ist Ihr Kind an der Brust eingeschlafen, kann es in sein Bettchen gelegt werden. Viele Mütter können sich allerdings schwer von dem in ihrem Arm schlafenden Kind trennen und möchten gerne noch etwas mit ihm zusammensein. Nehmen Sie sich die Zeit dafür! Es sind glückliche Augenblicke, die unwiederbringlich sind. Genießen Sie Ihr Kind, es wird schneller, als es Ihnen lieb ist, selbständig sein.

Manche Frauen stillen lieber im Liegen. Da bietet sich das Ehebett geradezu an: Entweder schlafen Mutter und Kind zusammen ein, wobei die Mutter den nötigen Mittagsschlaf erhält (selbst wenn dieser somit auf den frühen Vormittag verlegt wird!). Natürlich können Sie, nachdem der Säugling eingeschlafen ist und die Brustwarze losgelassen hat, auch aufstehen und sich Zeit für andere Dinge nehmen. Ihr Kind kann im großen Bett liegenbleiben. Bei jungen Säuglingen braucht man keine Angst haben, daß sie aus dem Bett fallen, nach einigen Wochen sollte man vorsichtiger sein. Das Kind im Bett zu stillen ist besonders günstig bei *unruhigen Kindern,* die sofort aufwachen, wenn man sie bewegt, also nach dem Stillen in ihr Bettchen legt. Indem die Mutter das Kind »in den Schlaf stillt«, wird auch sie zur Ruhe und zum Abschalten verführt. Sie sollten es annehmen, daß der Säugling allein durch die Freude, die Sie an ihm haben, Sie so ganz mit Beschlag belegt.

Nachtmahlzeiten sind etwas Natürliches

Das frühzeitige nächtliche Durchschlafen des Säuglings wird als eine Art Erziehungsziel vieler Eltern betrachtet. Mit verschiedenen Mitteln wird dann versucht, das Kind zu einer längeren Nachtpause zu bewegen: Es bekommt zu früh schon abendlichen Milchbrei, denn mit vollem Bauch könnte es länger schlafen; es wird spätabends gebadet, denn Baden macht müde; Beruhigungstees oder gar Zäpfchen werden ausprobiert, damit der Säugling lange schläft. Und wenn dies alles nichts nützt, dann läßt man es einige Nächte schreien, nach dem Motto: »Was Hänschen nicht lernt, lernt Hans nimmermehr«. Es herrscht auch so etwas wie ein Konkurrenzkampf zwischen vielen Müttern, welches Kind nun eher durchschläft. Und wie viele Mütter werden mit ihrem Säugling aus der

Klinik entlassen und sind der Meinung, das Kind müsse nun auch durchschlafen, vor allem, wenn es in der Klinik bereits 8 Stunden pro Nacht von der Mutter getrennt gewesen war. Fängt das Kind nun nachts an zu weinen, dann kommt den Eltern entweder der Verdacht, es könne etwas nicht stimmen, oder sie beginnen an ihren Fähigkeiten als Eltern zu zweifeln. Die Mutter sollte sich dann an die Zeit der Schwangerschaft erinnern: Wurde das Baby nicht immer dann quicklebendig, wenn die Mutter sehr müde war oder schlafen wollte? Jetzt soll es plötzlich innerhalb weniger Tage lernen, nachts durchzuschlafen, sich dem Rhythmus der Eltern anzupassen.

Ziel der elterlichen Bemühung sollte es sein, ein zufriedenes Kind zu haben, und das muß nicht identisch sein mit nächtlichem Durchschlafen! Also: Ja sagen zur nächtlichen Mahlzeit.

Die meisten gestillten Kinder möchten für etwa längstens 3 Monate – manche jedoch auch länger – nachts gestillt werden. Manche Kinder melden sich einmal in der Nacht, andere häufiger. Welche stillende Mutter wird das Kind weinen lassen, wenn das Weinen des Kindes gleichzeitig ihren Milchausscheidungsreflex auslöst und die Milch zu tropfen anfängt? Es ist einfach, einem gestillten Kind auch nachts Nahrung, Nähe, Wärme, Zärtlichkeit zu geben, indem Sie es an die Brust nehmen.

Der Säugling im Bett der Eltern?

Gerade für eine *stillende* Mutter sind Nachtmahlzeiten einfach: Schläft das Kind im Zimmer der Eltern, kann das Bettchen so gestellt werden, daß Sie das Kind aus seinem Bett zu sich nehmen können, ohne daß Sie aufstehen müssen.

Es wird ohne große Störung der elterlichen, insbesondere der väterlichen Nachtruhe gestillt und, nachdem es an der Brust eingeschlafen ist, wieder in sein Bettchen gelegt. Viele Eltern haben allerdings eine – unbegründete – Angst, das Kind mit ins Bett zu nehmen. Die Angst, es nach dem Einschlafen zu erdrücken, ist unbegründet. Der Säugling liegt ja im Arm der Mutter, so daß die Mutter sich gar nicht auf die Seite, auf der das Kind liegt, drehen kann. Und der Vater wird, selbst im Schlaf, instinktiv sich nicht auf sein Kind rollen. Eltern sollten also keine Angst haben, beim nächtlichen Stillen im Ehebett mit dem Kind zusammen einzuschlafen, sondern auch sie sollten sich an der Nähe des Kindes erfreuen.

Viele Eltern würden ihren Säugling bei sich schlafen lassen, aber »man tut es nicht«, und Gründe gegen das Miteinanderschlafen gibt es genug: »Das Kind wird verwöhnt« – wer möchte schon ein verwöhntes Kind haben? Aber manche Eltern werden vielleicht wissen, daß sie selbst nicht gerne allein schlafen. Es gibt viele Frauen, die das Zubettgehen hinauszögern, wenn der Ehemann nicht da ist, weil sie Angst haben vor dem kalten Bett und dem Alleinsein. Warum sollte man das jüngste Glied der Familie von diesem Eingeständnis ausschließen? Beginnt das Kind nachts durchzuschlafen, ist noch genug Zeit, es dann auch nachts an sein eigenes Bett zu gewöhnen!

Andere Möglichkeiten, nachts zu stillen

Wer sich nicht vertraut machen möchte mit dem Gedanken des »Familienbettes«, dem bieten sich auch andere Lösungen für das ungestörte nächtliche Stillen an. Mütter, die schon mehrere Kinder haben, freuen sich oft auf das nächtliche Stillen des Neugeborenen, denn dann können sie sich ausschließlich auf dieses Kind konzentrieren, ohne Ablenkung. Dies können ruhige, friedliche Momente sein, von denen die Mutter und auch das Kind tagsüber zehren können. Schläft der Säugling in einem separaten Zimmer, dann kann ein bequemer Sessel oder Schaukelstuhl zum nächtlichen Stillen – natürlich auch für tagsüber – dort stehen, möglichst mit einer warmen Decke in Reichweite, in die Mutter und Kind sich einkuscheln können.

Viele Mütter legen sich nachts gerne an die Seite des Kindes, auch wenn es nicht im gemeinsamen Schlafzimmer schläft. Ein Sofa oder ein Matratzenlager auf dem Fußboden kann das Problem lösen.
Es gibt Eltern, die ihre Kinder und Säuglinge auf weichen Schaffellen schlafen lassen, die waschbar, hygienisch und warm sind. Die Kinder schlafen direkt auf dem Fell, kein Laken darüber. Bei Ortswechsel, z. B. bei Besuchen, kann man dieses Fell leicht mitnehmen, und die Kinder schlafen dann überall, denn sie haben ja »ihr Bett« dabei. Ein erfahrener Kinderarzt hat gute Erfahrungen mit dieser Schlafstätte ausdrücklich geschildert.

Die Steigerung der Milchmenge

Sollten Sie je das Gefühl haben, nicht mehr genug Milch zu haben, vielleicht nachdem das Kind wegen eines leichten Schnupfens einige Tage schlechter getrunken hat, dann helfen Tage intensiven Stillens, die Milchbildung wieder anzuregen. Selbst Frauen, die schon halb zur Flaschennahrung übergegangen sind, konnten ihre Milchmenge wieder auf die volle Milchmenge steigern. Selbst wenn Sie aus irgendwelchen Gründen gezwungen waren, einige Tage nicht zu stillen, können Sie die *volle*

Stilleistung wieder erreichen, wenn Sie einige Regeln beachten: Wie schon besprochen, wird normalerweise der vermehrte Appetit des Kindes dafür sorgen, daß es sich häufiger meldet, um gestillt zu werden. Nach einigen Tagen dieses intensiveren Stillens (d. h. etwa alle 2 Stunden) wird die Milchmenge wieder dem Hunger des Kindes entsprechen, und es wird sich auf einen längeren Zeitpunkt zwischen den Mahlzeiten einlassen. Wichtig dabei ist, daß Sie sich in dieser Zeit Ruhe gönnen, viel schlafen und sich hinreichend ernähren.

Wollen Sie von »Zwiemilchernährung« wieder zurück auf volle Muttermilchernährung, so stillen Sie *vor* jeder Flaschenmahlzeit etwa 20 Minuten an jeder Brust. Geben Sie die Flasche nur, wenn das Kind tatsächlich hinterher noch hungrig ist. Stillen Sie das Kind alle 2 Stunden an beiden Seiten für je 20 Minuten. In kurzer Zeit, etwa nach 3 Tagen bis zu einer Woche, können Sie wieder die volle Stillmenge erreichen. Ihr Kind wird sich zunächst über häufigere Mahlzeiten allmählich in den Vier-Stunden-Rhythmus einfinden. Während solcher kritischer Zeit ist tägliches Wiegen zu empfehlen.

Ein bißchen Freizeit ist wichtig

Ist der Säugling Ihr erstes Kind, dann haben Sie viel Zeit, sich mit ihm zu beschäftigen und auf seine Bedürfnisse einzugehen. Es ist meist leicht, die Fürsorge für das Kind den Tagesrhythmus bestimmen zu lassen. Auch wenn Sie nachts stillen müssen und dadurch Ihre Nachtruhe in den ersten Wochen leidet, können Sie durch Ruhepausen während des Tages Ausgleich schaffen. Auch sollten Sie den täglichen Mittagsschlaf unbedingt einhalten, denn neben guter Ernährung ist Ruhe eine wichtige Voraussetzung zum erfolgreichen Stillen. Eine Frau, die tagsüber nicht schlafen kann, sollte die Ruhepause trotzdem einhalten. Eine Stunde pro Tag, in der Sie das tun, was Ihnen Freude macht. Lesen, Musik hören, Handarbeiten, sich pflegen oder einfach Ihr Kind anschauen ist wichtig für Ihr Wohlbefinden. Eine Mutter, die ihre Bedürfnisse immer hintanstellen muß, wird ziemlich bald unzufrieden und meint, das Kind verlange zuviel von ihr. Dadurch kann das Verhältnis zwischen Ihnen und Ihrem Kind mehr oder weniger empfindlich gestört werden. Keine Frau sollte ein schlechtes Gewissen haben, wenn sie sich einmal am Tag ausschließlich Zeit für sich selber nimmt.

Stillen und ältere Geschwister

Für die Mutter, die schon mehrere Kinder zu versorgen hat, wird dies nicht immer ganz einfach sein, denn die Kinder fordern alle ihr Recht. Mit größeren Kindern sollen die Eltern in jedem Fall darüber sprechen, was sich durch den Familienzuwachs ändert. Schon 4–5jährigen Geschwistern kann man erklären, wieviel Zeit »das Baby« in den ersten Monaten beansprucht, daß es schwer warten kann auf das Essen und daß die Mutter aus diesem Grund nicht jederzeit bereit sein kann, mit den älteren Geschwistern zu spielen. Eltern sollten nie voraussetzen, daß größere Kinder wissen, daß sie trotz der Neuankunft des Kleinen weiter geliebt werden, und sollten es häufig einmal betonen. Gleichzeitig sollte den Kindern erklärt werden, daß es ebenso war, als sie selbst klein waren. Sie interessieren sich dann auch besonders für Bilder aus ihrer eigenen Säuglingszeit.

Eltern sollten immer versuchen, den älteren Geschwistern des Säuglings das Gefühl zu vermitteln, daß sie ebenso wichtig sind wie das »Baby«. Ältere Geschwister sollten auch nicht von der Versorgung des Säuglings ausgeschlossen sein. Gerade in den ersten Wochen ist es wichtig, daß auch sie den Säugling anfassen und halten dürfen, natürlich immer unter der wachsamen Aufsicht der Mutter oder des Vaters. Bei der Pflege können Kinder aller Altersstufen miteinbezogen werden, wobei natürlich Unterschiede zu machen sind: Ein dreijähriges Kind kann der Mutter die Windel geben, mal ein Handtuch zurechtlegen oder dem Baby den Po eincremen (keine Sorge, wenn dabei etwas dick aufgetragen wird!). Dabei sollten Sie immer erklären, warum etwas getan wird und daß es bei dem größeren Kind auch so war, als es selbst ein Säugling war. Größeren Kindern kann man altersentsprechend mehr Verantwortung geben – vorausgesetzt sie *möchten* es! Niemals sollten Kinder gezwungen werden, etwas für den Säugling zu tun. Nicht wenige Erwachsene erinnern sich noch mit Schrecken daran, daß sie das jüngere Geschwisterchen ausfahren oder beaufsichtigen mußten, wenn sie viel lieber mit gleichaltrigen Spielkameraden herumgetobt wären!

Bieten größere Kinder Hilfe an, sollte man sie mit Lob und Freude annehmen, dabei aber bereit sein, den Säugling weiterzuversorgen, wenn das Kind plötzlich keine Lust mehr zeigt. Geschwisterliebe kann schnell strapaziert werden.

Die Mutter eines *Stillkindes* hat es in vieler Hinsicht einfach: Sie braucht keine zusätzliche Zeit zum Flaschenzubereiten, zum Reinigen der Flaschen, zum Erwärmen oder Abkühlen der Nahrung. Sie kann den Säugling ganz natürlich nebenbei stillen und dabei die größeren Kinder miteinbeziehen, vorausgesetzt, diese wollen das auch. Wenn das Baby nicht mehr ganz so »neu« ist, schwindet bei vielen Kindern dann auch das ständige Interesse daran, sie spielen dann lieber. Solange die Kinder dabeisein möchten, sollte Stillzeit auch Familienzeit sein!

Es kann natürlich kleine Eifersüchteleien gegenüber dem Säugling geben, der immer an der Brust der Mutter trinken kann, die ihn dabei hält und das größere Kind dabei zu vergessen scheint. Gerade beim Stillen aber hat die Mutter einen Arm frei, mit dem sie das größere Kind halten kann. Dabei kann sie Geschichten erzählen oder vorlesen. Beide Kinder profitieren davon: der Säugling wird gestillt, ist nahe bei der Mutter, hört ihre Stimme, und das größere Kind spürt, daß die Mutter sich mit ihm beschäftigt.

Irgendwann kommt dann das Kind auf die Idee, es möchte auch »mal trinken«. Es sieht ja immer, wie gut es dem Säugling schmeckt, also möchte es auch probieren. Hier wäre es wohl falsch, mit Entsetzen zu reagieren und dem Kind zu sagen, es sei dafür viel zu groß. »Das Baby darf – mich aber läßt die Mutter nicht einmal probieren – sicher hat sie mich weniger lieb.« Das größere Kind sollte probieren dürfen! In den meisten Fällen wird es kaum einen Schluck bekommen, weil es nicht weiß, wie es ansaugen soll. Es wird ein bißchen nuckeln und

sich abwenden. Für viele Kinder kommt es nicht darauf an, aus der Brust Milch herauszubekommen, sondern sie möchten den Beweis, daß sie ja »könnten, wenn sie nur wollten«! Selten werden größere Kinder wieder danach fragen.
Hierzu gibt es sicher auch andere Ansichten. Sie sollten herausfinden, welche Reaktion *für Sie gemäß* ist. Es ist kaum denkbar, daß ein Kleinkind bei einem geschickten beiläufigen Ablenkungsmanöver irgendeinen Schaden für die Nichterfüllung seines Stillwunsches nehmen könnte. Und Sie sollen nicht glauben, etwas tun zu müssen, was Sie in Verlegenheit bringt.

Kinderwagen oder Tragetuch?

Etwa ab der 3. bis 4. Lebenswoche, wenn die Körpertemperatur des gesunden Kindes recht stabil gehalten wird, kann es den ganzen Tag im Kinderwagen oder Bettchen draußen schlafen, der Witterung entsprechend angezogen. Direkte Sonnenbestrahlung ist zu vermeiden.
Für das Spazierengehen mit dem Säugling stellt sich die Frage, ob Kinderwagen oder Tragetuch.
Die Auswahl der Kinderwagenmodelle ist groß, und es wird sich für fast jeden Elterngeschmack etwas finden lassen. Das Kind ist geschützt vor

Witterungseinflüssen im Wagen, es ist allerdings des Kontaktes zur Mutter beraubt. Wir wissen kaum, ob dies den Säugling in diesem Falle stört.

In einem Tragetuch, entweder vor der Brust oder auf dem Rücken, erfährt der Säugling die Nähe eines Elternteils. Es spürt Wärme, Herzschlag, Geruch. Von dieser sicheren Warte aus ist es vielleicht leichter, die Umwelt kennenzulernen. In vielen Kulturen, bei Balinesen, Indianern, Eskimos u. v. a., werden die Kinder während des ersten Lebensjahres dicht am Körper der Mutter oder eines anderen Menschen getragen. Durch das Tragen macht der Säugling alle Bewegungen des anderen Menschen gleichfalls mit. Wiegen und Schaukeln beruhigen ihn. Hat er Hunger, so zeigt er dies, indem er anfängt, an der Haut der Mutter zu lecken oder, wenn er älter ist, nach der Brust zu greifen. Er kann nach Bedarf gestillt werden.

In einem Tragetuch sitzt der Säugling so sicher, daß die Mutter oder der Vater beide Hände frei haben, wenn sie wollen. Der *junge* Säugling sollte immer *vor* dem Körper des Erwachsenen getragen werden, um Blickkontakt zu haben. Ein älterer Säugling läßt sich einfacher auf dem Rücken oder auf der Hüfte tragen. Sogar Hausarbeiten lassen sich so noch erledigen, während das Kind durch die ständige Bewegung bald einschläft.

Für welche Art von Tragetuch oder Tragesack Sie sich entscheiden, hängt nicht selten davon ab, wieviel Geld Sie ausgeben möchten. Fachgeschäfte werden Sie beraten können. Auch ist es möglich, ein Tragetuch oder einen Tragesack selbst zu nähen.
Eltern, die ihr Kind tragen, sind mobiler als jene, die ihr Kind im Kinderwagen fahren. Eine Wanderung in den Bergen, abseits von ausgebauten Wegen, oder ein Spaziergang am Meer entlang sind mit einem Kinderwagen sehr beschwerlich oder gar nicht möglich, mit einem getragenen Säugling können sie viel Spaß machen.
Für das Kind, welches schon sitzen kann, empfiehlt sich ein Tragegestell mit leichtem Metallrahmen, welches auf dem Rücken getragen wird.

Stillen unterwegs

Beim Ausgehen mit dem Säugling stellt sich die Frage, was tun, wenn das Kind unterwegs gestillt werden möchte? Mütter von Flaschenkindern nehmen entweder die Flasche mit oder müssen zur bestimmten Zeit wieder zu Hause sein. Aber gerade das ist für die stillende Frau nicht notwendig. Weder muß sie vorher daran denken, die Nahrung mitzunehmen, noch muß

sie nach Hause hetzen, um dem Kind die Flasche zuzubereiten. Stillen kann auch unabhängig machen! Man braucht in unseren Breiten nur manchmal etwas Mut dazu!
Beim Spazierengehen in Wald und Feld ist es keine Schwierigkeit, während einer kleinen Verschnaufpause das Kind zu stillen.
Was aber tun beim Einkaufsbummel in der Stadt?
Theoretisch können Sie auch hier überall Ihr Kind stillen, nur leider sieht es in der Praxis noch nicht so leicht aus. Stillen in der Öffentlichkeit ist ungewohnt für junge Mütter, so daß sie es sich nicht getrauen. Daß einem Säugling im öffentlichen Restaurant die Flasche gegeben wird, betrachten viele als völlig normal. Daß die Mutter aus der natürlichen Ernährung des Säuglings kein Geheimnis macht, stößt oft noch auf Ablehnung.
Während es in angelsächsischen oder skandinavischen Ländern überall besondere Babypflegeräume gibt, sind diese bei uns selten. Mütter sind darauf angewiesen, sich für eine Still- oder auch Ruhepause ein öffentliches Café oder Restaurant auszusuchen oder eine Parkbank. Es gehört sicher Mut dazu, unbefangen genug zu sein, und in der Öffentlichkeit zu stillen, so wie man es in südlichen Ländern häufig sehen kann.
Nur rückständige Menschen könnten sich dar-

an stören, und Sie sollen wissen, daß niemand das Recht hat, sich deshalb zu beschweren oder es Ihnen gar zu verbieten.

Diskretes Stillen

Stillen muß aber nicht mit der totalen Entblößung der Brust einhergehen. Es kann sehr diskret sein, so daß niemand etwas merkt. Je lässiger und sicherer Mütter dabei sind, um so weniger wird überhaupt auffallen, daß sie stillen. Nur die Mutter und das Kind wissen, was gerade geschieht.

Stillen unterwegs

Für das Stillen unterwegs sollte sich die Frau vorbereiten. Sie sollte komfortable Kleidung tragen, die das Stillen des Kindes ohne Aufwand ermöglicht. Ein Büstenhalter, an dem es viele Häkchen gibt, die geöffnet werden müssen, um die Brust frei zu machen, kommt also nicht in Frage. Es gibt inzwischen sog. »Unterwegs-BHs«, die mit einem Häkchen in der Mitte geschlossen werden und somit einfach auf- und zuzumachen sind. Auch gibt es einen Büstenhalter, bei dem man von oben gerade unterhalb des Trägeransatzes durch einen

Druckknopf eine kleine »Klappe« öffnen kann, die dann etwas mehr als die Brustwarze freigibt. Das reicht völlig aus. Auf den Hautkontakt kann hier ruhig einmal verzichtet werden.

Eine weitere Notwendigkeit ist bequeme Oberbekleidung. Es müssen nicht immer Blusen sein, die vorn zu öffnen sind, denn Sie wollen beim diskreten Stillen ja gerade diese halbseitige Entblößung vermeiden. Weite Blusen, Pullover oder T-Shirts, die man von unten hochheben kann, sind vorzuziehen. Dann kann man zum Stillen das Kind im Arm halten, den BH öffnen, die Bluse oder den Pulli etwas anheben und das Kind, halb von der Kleidung der Mutter verdeckt, an die Brust legen. Ihr Kind wird genug Luft bekommen, und kein Mensch wird merken, ob Sie nun stillen oder das Kind »nur« halten. Üben Sie am besten zu Hause vor dem Spiegel, setzen Sie sich immer bequem dabei hin, und wenn Sie das erstemal Ihren Mann oder die beste Freundin »mit Ihrer diskreten Art des Stillens« getäuscht haben, dann können Sie sicher sein, daß Sie sich auch in der Öffentlichkeit beim Stillen Ihres Kindes wohl fühlen werden.

Das Tragetuch des Kindes oder ein Schal kann übrigens immer als Sichtschutz herhalten.

Gestillte Kinder auf Reisen

Einen nicht gestillten Säugling kann man praktisch überall mit hinnehmen, denn er kann überall gestillt werden.
Während einer längeren Autotour sollten Sie mit dem Säugling hinten sitzen, um ihn stillen zu können. Auch längere Bahnfahrten sind kein Problem mit einem Stillkind, seine Nahrung ist immer dabei und hat schon von vornherein die richtige Temperatur.
Im Flugzeug hat es sich als praktisch erwiesen, möglichst in der ersten Reihe zu sitzen. Sie sind dort ungestört und finden dort Vorrichtungen zum Anbringen eines Babybettchens. Weisen Sie gleich bei der Buchung darauf hin, damit Ihnen ein solcher Platz reserviert wird.
Auf einen Urlaub brauchen die Eltern eines Stillkindes nicht zu verzichten. Nehmen Sie es einfach mit. Sie ersparen sich dadurch die möglichen Konflikte um das Abstillen.

9. Wenn die Muttermilch nicht reicht

Hunger an der Brust

Kräftige Säuglinge tun lauthals kund, wenn sie hungrig sind. Nach allem was bisher gesagt wurde, läßt sich in der Regel die Milchmenge steigern, wenn man den Säugling häufiger an der Brust saugen läßt.

Das muß aber nicht immer so sein. Es gibt ruhige Kinder, solche, die beim Trinken an der Brust rascher ermüden und die sich nicht melden, wenn sie mehr Muttermilch brauchen. Bei ihnen ist der *Hunger an der Brust schwer zu erkennen.*

Akute Gefahr ist nicht im Verzuge. Es wird ohnehin jede Mutter, die auch nur den Verdacht hat, daß die Muttermilch nicht ausreicht, die Gewichtskurve ihres Kindes genau verfolgen; wenn sie nicht der Norm entspricht, wird sie den Kinderarzt um Rat fragen. Solange die wöchentliche Gewichtszunahme befriedigend ist, ist auch die Milchmenge ausreichend. Bleibt die Gewichtszunahme hinter der Norm zurück, so sollte eine »*Wiegeprobe*« gemacht werden.

Unter einer »*Wiegeprobe*« versteht man das Wiegen des Säuglings vor und nach jeder Brustmahlzeit durch zwei volle Tage hindurch. Nur so läßt man sich nicht durch zufällig einmal kleine Mahlzeiten täuschen und bekommt dann ein recht zuverlässiges Bild von der Tagestrinkmenge an der Brust. Der Kinderarzt wird Ihnen sagen, ob sie ausreicht.

Der kräftige und temperamentvolle Säugling wird von sich aus so lange schimpfen, bis er mehr zu trinken bekommt. Läßt sich die Muttermilchmenge nicht steigern, so muß zunächst Flaschennahrung, nach dem 4. Monat Breikost, zugegeben werden.

Welche Milch soll zugefüttert werden (Zwiemilchernährung)?

An der Mutterbrust hat der Säugling ein zuverlässiges Gefühl für den Zeitpunkt der Sättigung. Deshalb wird er auch bei Fütterung nach Bedarf nicht zu dick.
Nicht für alle künstlichen Säuglingsmilchnahrungen ist es erwiesen, daß der Säugling auch hier aufhört, wenn sein Bedarf gedeckt ist. Nur für die in Deutschland als »adaptiert« bezeichneten Nahrungen gilt, daß man sie nach Bedarf füttern kann, und gerade wenn es ums Zufüttern geht, sollte man diesen Vorteil nutzen. Hier ist der Grund:
Wenn Sie eine Säuglingsmilchnahrung zufüttern, von der Sie wissen, daß sie *nicht* nach Bedarf gefüttert werden sollte, so bedeutet dies, daß Sie *auch* die Stillmenge wieder wiegen müssen, um dann auszurechnen, wieviel Ihr Kind noch von der künstlichen Säuglingsmilchnahrung trinken darf. Den Umstand können Sie sich sparen, wenn Sie eine »adaptierte« Säuglingsmilchnahrung einführen.
Welches Milchpräparat eine »adaptierte« Säug-

lingsmilchnahrung ist, erfragen Sie am besten bei Ihrem Kinderarzt. Außerhalb Deutschlands ist diese Bezeichnung nicht in gleicher Weise gebräuchlich. Säulingsmilchnahrungen, die für den jungen Säugling ab Geburt empfohlen werden und die als Kohlenhydrate *nur* Milchzucker (Laktose) enthalten, entsprechen meist unseren »adaptierten« Säuglingsmilchnahrungen.

Zufüttern, aber wie?

Stillen Sie in aller Ruhe, ohne vorher und hinterher zu wiegen. Hat Ihr Kind danach noch Hunger und sind Sie sicher, daß sich die Milchmenge an der Brust in den letzten Tagen nicht steigern ließ, dann bereiten Sie eine Flasche »adaptierter« Säuglingsmilchnahrung zu und lassen Ihr Kind so lange davon trinken, bis es aufhört. Manchmal ist ein derartiges Nachfüttern nur einmal am Tag nötig. Je mehr es Platz greift, desto eher geht die Stillmenge allmählich zurück.

Wenn Sie glauben, Ihre Stillmenge reiche vorübergehend nicht aus, so sollten Sie die künstliche Säuglingsmilchnahrung mit dem Löffel einflößen, damit Ihr Kind sich nicht an den Sauger gewöhnt. Andererseits, wenn Sie schon länger gestillt haben, werden Sie vielleicht ohnehin Ärger mit dem Sauger bekommen, da Ihr »brusterfahrener« Säugling den Sauger rigoros ablehnen kann. Dann muß mit Geduld gelöffelt werden!

Gibt es eine erforderliche Mindestmenge an Muttermilch?

Diese Frage ist schwer zu beantworten. Es gibt Experten, die der Ansicht sind, daß die Vorteile der Muttermilch nicht mehr ins Gewicht fallen, wenn diese nur noch ein Drittel des Gesamtbedarfes an Milch ausmacht. Vom Standpunkt des Ernährungswissenschaftlers mag das zutreffen. Im Hinblick auf die Übertragung von Abwehrstoffen kann man es nicht sicher sagen. Aber es gibt einen einfachen Kompromiß: Wenn Ihnen Stillen Freude macht, ist jeder Tropfen sinnvoll! Sie müssen nur darauf achten, daß Ihr Säugling sich an der Brust nicht müde saugt und seine Kräfte dann für die Flasche nicht mehr reichen. 5–10 Minuten an der Brust werden ihm in diesem Fall nicht schaden.

VI. Schwierigkeiten beim Stillen

1. Milchstau und seine Verhinderung

Ist die Brust sehr voll, so daß die Brustwarze flach ist, sollten Sie die Milch entweder mit der Hand ausstreichen oder mit der Milchpumpe abpumpen. Die Brustwarze tritt dann besser hervor, und Ihr Kind kann sie fassen – eine wichtige Voraussetzung zum Trinken.
Besser als die *Behandlung eines Milchstaus* ist seine *Verhinderung.* Achten Sie von Anfang an darauf, daß Sie Ihr Kind häufig genug stillen und lange genug an einer Seite trinken lassen, um immer erst eine Brust zu leeren, bevor das Kind an die andere Brust genommen wird. Dadurch wird Milchstau verhindert. Zu einem Milchstau kommt es, wenn ein oder mehrere Milchgänge nicht richtig geleert werden und die Milch nicht abfließen kann. Auch ein zu enger BH kann Ursache für einen Milchstau sein! Achten Sie auf gute Entspannung, damit der Milchausscheidungsreflex nicht verzögert oder verhindert wird. Ein warmes Bad, eine Dusche können hier manchmal sehr hilfreich sein. Bei heftigen Beschwerden sollten Sie Ihren Frau-

enarzt konsultieren, um den Übergang in eine mögliche Brustentzündung nicht zu übersehen.

2. Die Warzen sind wund und rissig

Wundsein der Brustwarzen kann durch *rechtzeitige Stillvorbereitung noch in der Schwangerschaft* im allgemeinen verhindert werden. Sollten Sie wider Erwarten wunde Brustwarzen bekommen, hilft es am besten, wenn Sie für einige Tage das Saugen Ihres Kindes an der Brust etwas einschränken. Ihr Kind erhält seine Hauptnahrungsmenge in den ersten 7–10 Minuten. Lassen Sie es nur ebensolange an einer Brust trinken, und bieten Sie dann die andere Seite an. Bei wunden Brustwarzen ist speziell das *Ansaugen* des Kindes, bis die Milch richtig läuft, etwas *schmerzhaft*. Deshalb streichen Sie die Brust aus, bis Sie einen Milchausscheidungsreflex haben und die Milch von alleine läuft. Nehmen Sie dann sofort Ihr Kind an die Brust. Stillen Sie häufig, etwa alle zwei Stunden, damit das Kind nicht zu hungrig ist, zu kräftig saugt und Ihnen weh tut. Lassen Sie nach dem Stillen die Warzen an der Luft trocknen, ohne sie abzuwaschen. Die auf der Brustwarze verbleibende Milch wirkt als ausreichender Schutz! Vielleicht verschreibt Ihnen Ihr Frauenarzt aber

auch eine Brustsalbe. Das billigste und wirksamste Mittel, um wunden Brustwarzen vorzubeugen und sie zu behandeln, sind frische Luft und Sonnenbestrahlung! Nehmen Sie Luft- und Sonnenbäder mit freiem Oberkörper, sooft Sie Gelegenheit dazu haben. Im Winter kann eine leichte Höhensonnenbestrahlung die natürliche Sonneneinwirkung ersetzen.
Vermeiden Sie Wundwerden und *Risse* in den Brustwarzen! Sind die Brustwarzen abgehärtet, so wird auch sehr häufiges Stillen sie nicht aufweichen oder wund machen. Sind Sie sehr empfindlich, achten Sie darauf, daß Ihr Kind nicht nach beendeter Stillzeit auf den Warzen herumkaut oder nuckelt. Einem Kind mit großem Saugbedürfnis kann man in solch einem Fall ruhigen Gewissens einen Beruhigungssauger anbieten.

3. Die Warzen sind klein

Haben Sie sehr kleine Brustwarzen, dann hilft es oft, wenn vor dem Stillen ein kalter Waschlappen für einige Sekunden auf die Warzen gelegt wird. Dadurch zieht sich der Warzenhof zusammen, und die Brustwarze wird »erektil«, sie tritt hervor, so daß Ihr Kind sie fassen kann.

4. Flach- und Hohlwarzen

Flach- oder Hohlwarzen werden leider viel zu häufig noch als echtes Stillhindernis angesehen mit der Begründung, das Kind könne die Warzen schließlich gar nicht fassen und sei deshalb auch nicht in der Lage, daran zu saugen. Das ist zwar nicht falsch, schließt aber nicht ein, daß eine Frau mit Flach- oder Hohlwarzen nicht trotzdem stillen kann. Man muß nur rechtzeitig darauf hinarbeiten. Wichtig wäre, daß sich Ihr Frauenarzt während einer Schwangerschaftsvorsorgeuntersuchung, spätestens in der 30. Woche, die Brustwarzen angesehen hat, um festzustellen, ob Sie für das Stillen geeignet sind oder vorherige Behandlung einer angedeuteten Warzenfehlbildung nötig ist.
Kann die Brustwarze, erscheint sie noch so flach, mit zwei Fingern gefaßt und – anfangs vielleicht nur sehr wenig – hervorgezogen werden, dann sind die Aussichten gut, durch tägliche Brustwarzenpflege die *Flachwarzen* bis zur Geburt des Kindes so weit herausziehen zu können, daß das Kind sie mit den Lippen fassen kann. Ist das Kind erst einmal in der Lage, die Brustwarzen zu fassen, daran zu saugen, wird es alles Weitere von selbst tun.
Durch einen einfachen Test kann festgestellt werden, ob echte *Hohlwarzen* vorliegen (s. Abb. 4a und b).

Behandlung von Hohlwarzen: Bei ausgeprägten Hohlwarzen ist eine rechtzeitige operative Behandlung möglich. In England und den USA werden seit langem sog. »Brustschilder« angewandt, um Hohl- oder auch Flachwarzen während der Schwangerschaft zu korrigieren. Diese »Brustschilder« werden schon in der Schwangerschaft in den Büstenhalter eingelegt. Sie sind nach außenhin unauffällig. Sie sind so konstruiert, daß sie die Warze in einen Plastikhohl-

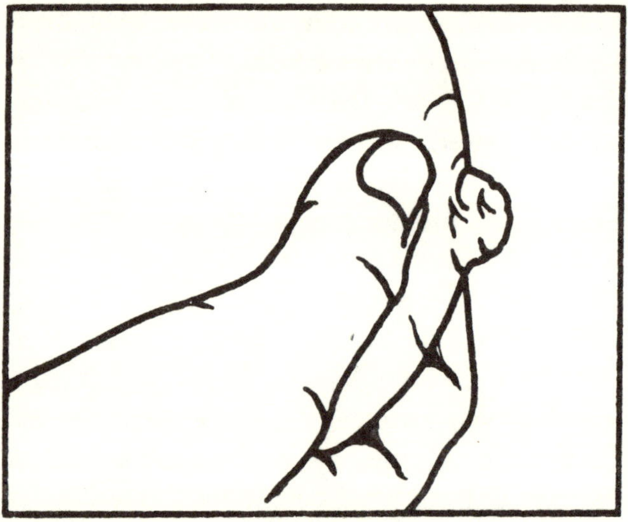

Abb. 4a: Daumen und Zeigefinger werden auf den Warzenvorhof gelegt, dicht an die Brustwarze, und der Vorhof wird kräftig zusammengedrückt. Wenn die Brustwarze auch nur wenig hervorkommt, liegt *keine* Hohlwarze vor. (Informationsblatt LLL, Lit. 14)

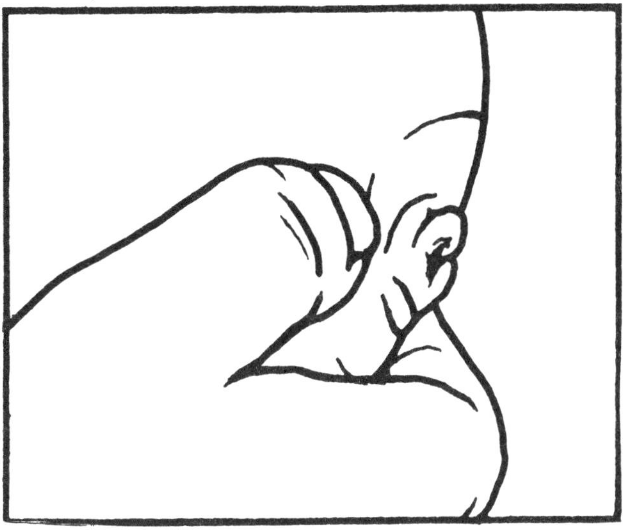

Abb. 4b: Zieht sich die Brustwarze bei diesem Test weiter nach innen, dann spricht man von *Hohlwarzen.* Es besteht auch jetzt kein Grund zur Sorge, denn durch frühzeitige Erkennung und Behandlung kann eine Hohlwarze bis zur Geburt des Kindes korrigiert werden.

raum vordrücken. Die Behandlung soll ab der 30. Schwangerschaftswoche beginnen. In Deutschland können Brustschilder bezogen werden über die »La Leche League«.
Werden Flach- oder Hohlwarzen zu spät, erst nach der Geburt, entdeckt, hilft es häufig, die »Brustschilder« zwischen den einzelnen Stillmahlzeiten zu tragen.

5. Wenn die Milch ständig tropft

Tropft zwischen den Stillzeiten Milch aus der Brust, so sollten Einlagen im BH getragen werden. Es gibt für diesen Zweck hergestellte, steril verpackte Einlagen zu kaufen. Sollten Sie diese Geldausgabe scheuen, können Sie sich helfen, indem Sie gewaschene und gebügelte Taschentücher (möglichst weiße Herrentaschentücher, die groß genug sind) in den BH einlegen. In der Klinik werden häufig Einlagen zur Verfügung gestellt. Zellstoff oder auch Tempotücher sind nicht geeignet, da sie, sobald sie feucht geworden sind, an der Brustwarze kleben und mühsam zu entfernen sind. Ihren Zweck erfüllen Einlagen jeglicher Art nur, wenn sie häufig gewechselt werden, wenn möglich zu jeder Stillzeit.

VII. Stillhindernisse

Erkrankungen der Mutter oder des Kindes können Stillhindernisse sein.

1. Stillhindernisse bei der Mutter

Absolute Stillhindernisse

Bei der Mutter handelt es sich hier vor allem um schwere auszehrende Krankheiten, wie z.B. bösartige Erkrankungen sowie Infektionskrankheiten, die auch das Kind befallen können. Zu den letzteren gehört z.B. die Tuberkulose.

Grenzsituationen, bei denen unter bestimmten Bedingungen das Stillen möglich ist

Auch bei einer psychiatrischen Erkrankung der Mutter sollte die Frage nach dem Stillen sehr sorgfältig geprüft werden. Bei Epilepsie der Mutter muß das Stillen unter dem Gesichtspunkt der Medikamentenwirkung durch die

Muttermilch überdacht werden. Andererseits muß berücksichtigt werden, ob beim Fortbestehen von Anfällen, auch wenn sie selten sind, nicht vom Stillen abgeraten werden sollte, da die Mutter in einem Anfall ihr Kind unbeabsichtigt verletzen könnte.
Eine *Zuckerkrankheit* (Diabetes) der Mutter muß nicht unbedingt ein Stillhindernis sein. Unter sehr strenger Kontrolle der Zuckerkrankheit ist es möglich, daß zuckerkranke Mütter normalgewichtige Kinder gebären, die frei von den typischen Symptomen sind, welche Kinder diabetischer Mütter aufweisen können. Nach Absprache mit dem Geburtshelfer, vor allem aber auch mit dem mitbetreuenden Internisten, kann unter sehr günstigen Umständen einer guteingestellten Zuckerkrankheit das Stillen erlaubt werden. Medikamentenbehandlung der Mutter siehe Kap. II, 7.

2. Stillhindernisse beim Kind

Beim Kind ist zu unterscheiden, ob es Muttermilch *nicht verträgt* oder ob es nicht in der *Lage ist, an der Brustwarze zu saugen,* wohl aber Muttermilch haben darf, ja soll.
Kinder, die Muttermilch nicht *vertragen,* sind *außerordentlich* selten. Sie leiden an seltenen familiären Störungen der Milchzucker- oder

Fettverdauung. Diese Krankheiten sind so selten, daß manch erfahrener Geburtshelfer oder Kinderarzt sie nie zu sehen bekommt.

Trinken an der Brustwarze ist nicht möglich

Kinder, die nicht an der Brustwarze trinken können, haben *Fehlbildungen* in Nase oder Mund und Rachen. Hier sind vor allem Säuglinge mit Hasenscharten und/oder Wolfsrachen zu nennen. Abgepumpte Muttermilch mit der Flasche können sie aber bekommen.

Trinken an der Brustwarze ist nicht möglich, Muttermilchernährung aber erwünscht

Frühgeborene und untergewichtige Kinder sind beim Trinken an der Brust durch Verschlucken gefährdet oder zu schwach, um überhaupt an der Warze zu saugen. Das gleiche gilt häufig auch für Säuglinge mit Geburtskomplikationen. Beide werden im allgemeinen in eine Kinderklinik verlegt. Vor allem Frühgeborene sollen aber Muttermilch erhalten. Lassen Sie sich bitte *nicht* abstillen! Besprechen Sie mit Ihrem Frauenarzt und dem Kinderarzt, wie Sie Milch abpumpen, damit Sie Ihrem frühgeborenen Kind zugute kommt (Kap. XII, 5).

VIII. Besondere Situationen beim Stillen

Es gibt eine Reihe von Sondersituationen, bei denen auch heute noch Frauenärzte, Hebammen und Säuglingsschwestern vielleicht etwas voreilig das Abstillen empfehlen. Auch halten sich noch einige Lehrmeinungen hartnäckig, die inzwischen überholt sind. In der Folge werden einige solcher Situationen dargestellt, ohne Anspruch auf Vollständigkeit.

1. Besondere Situationen bei der Mutter

Kaiserschnitt

Eine Entbindung durch Kaiserschnitt bedeutet nicht, daß Sie nicht stillen können, wenn Sie es wünschen. Sie haben lediglich einen etwas schlechteren Start als Mütter mit normalem Geburtsverlauf. Es beginnt damit, daß Sie nur unter besonderen Ausnahmen Ihr Kind schon im Kreißsaal anlegen können. Auch sind die meisten Mütter in den ersten Tagen so erschöpft, daß sie Mühe haben, ihr Kind zu halten, oder aber durch eine Dauertropfinfusion,

die nach dem operativen Eingriff unbedingt notwendig ist, dabei behindert sind.
Mit Geduld werden Sie auch etwas verspätet das erreichen, was Sie wollen. Sie werden voll stillen können. Halten Sie sich daran, daß der Saugreiz des Kindes den Milchfluß in Gang bringen wird. Natürlich können Sie nicht damit rechnen, daß Ihr Kind nicht schon mit künstlicher Säuglingsmilchnahrung ernährt worden ist. Ist es kräftig und weiß sich zu melden, so können Sie es, kurz nachdem Ihr Milchfluß in Gang kommt, im Hinblick auf die Flasche ein wenig hungern lassen, damit es die Warze besser nimmt. Lassen Sie sich vor allem durch zweifelnde Äußerungen anderer Personen, auch sog. »Fachleute« nicht von Ihrem Plan abbringen! »Rooming-In« kann nach Kaiserschnittentbindungen erst verspätet beginnen, da Sie kaum in der Lage sein werden, Ihr Kind selbst zu versorgen. Im allgemeinen ist es aber am 5. oder 6. Tag möglich, Ihr Kind zu sich zu nehmen, es versorgen zu lernen, es an die Brust zu nehmen, wenn es Hunger hat, und damit den Stillerfolg zu erreichen.

Zwillinge

Da Zwillinge oft frühgeboren und untergewichtig sind, haben sie einen ungünstigen Start im

Hinblick auf das Stillen. Oft läuft es auf Zwiemilchernährung oder auf die Ernährung nur eines Zwillings mit Muttermilch hinaus.
Unter der Voraussetzung, daß der Saugreiz die Milchmenge steigert, ist es jedoch durchaus möglich, auch Zwillinge zu stillen. Wenn Sie das »Glück« haben sollten, bei Geburt bereits große und kräftige Zwillinge zu haben, dann versuchen Sie es! In den ersten Wochen wird das Stillen von Zwillingen eine große Anstrengung für Sie bedeuten! Achten Sie darum in noch größerem Maße als die Mutter eines Einzelkindes auf eine ausreichende Ernährung und genügend Schlaf.
Aus zeitlichen und organisatorischen Gründen empfehlen Mütter von Zwillingen, die diese erfolgreich gestillt haben, beide Kinder gleichzeitig zu stillen. Achten Sie darauf, daß Sie den Kindern zu jeder Mahlzeit die jeweils andere Brust geben. Sollte eins der Kinder weniger saugen als das andere, so wird die Saugkraft gleichmäßig, wenn auch im Wechsel, auf beide Seiten verteilt.
Setzen Sie sich zum Stillen der Zwillinge bequem in einen Sessel oder auf ein Sofa. Sie können die Kinder auf den Schoß nehmen und mit jedem Arm ein Kind halten. Für einfacheres Halten unterstützen Sie Ihre Arme mit Kissen.
Eine weitere, sehr bequeme Position: Schieben Sie sich ein Kind unter jedem Arm hindurch,

mit den Füßen nach hinten, so daß die Köpfchen der Kinder vor Ihnen sind und Sie sie mit den Händen stützen. Legen Sie sich ein Kissen auf den Schoß. Sie werden sehen, wie einfach das Stillen in dieser Position ist. Beugen Sie den Oberkörper etwas nach vorn, so daß die Kinder leicht die Brustwarzen mit dem Mund erreichen können. Lassen Sie sich in der ersten Zeit etwas helfen, die Kinder in die richtige Lage zu bekommen. Sie werden es in Kürze gelernt haben!

Wenn schon zum Stillen eines einzelnen Kindes Selbstvertrauen gehört, wieviel mehr brauchen Sie, um es bei Zwillingen zu erreichen. Wenn es Ihnen gelingt, sparen Sie viel Zeit, die sonst für Aufwendung und Zubereitung künstlicher Nahrung benötigt wird, ganz abgesehen von den gesundheitlichen Vorteilen.

Die Mutter hat einen Infekt

Infekte der oberen Luftwege bei der Mutter sind durchaus *kein* Stillhindernis. Bei sorgfältiger Händedesinfektion und Tragen eines Mund-und-Nasen-Schutzes können Sie weiter stillen. Es wäre sogar falsch, während eines Infektes dem Kind die verbesserten Schutzmöglichkeiten gegen Infektionen durch Muttermilchernährung zu entziehen.

Brustentzündung (Mastitis)

Die beste Vorbeugung gegen eine Brustentzündung ist gute Vorbereitung und Abhärtung der Brust sowie der Brustwarzen in der Schwangerschaft ebenso wie gute und gewissenhafte Pflege und Sauberkeit während der Stillzeit.

Brustentzündungen können hervorgerufen werden durch Schmutzbakterien, die durch kleine Risse in der Brustwarze eindringen und bei Milchstau, also ungenügend entleerter Brust, einen guten Nährboden finden. Aber auch auf anderen Wegen kann es zu einer Infektion der Brustdrüse kommen.

Schmerzen, Schwellung oder Knoten in der Brust, Rötung der betroffenen Stellen, Fieber, Müdigkeit und Gliederschmerzen gehören zu den Anzeichen einer Brustentzündung. Stellen Sie eines dieser Zeichen fest, so sollten Sie Ihren Frauenarzt um Rat fragen. Er wird die Behandlungsrichtlinien festlegen. Abstillen ist nur in wirklich ausgeprägten Fällen nötig!

Die Brust soll im allgemeinen leer gehalten werden. Die Meinungen gehen auseinander, ob regelmäßiges Abpumpen der betroffenen Seite und anschließende Vernichtung der Milch oder Anlegung des Säuglings möglichst oft, etwa alle zwei Stunden, empfohlen werden soll. Im allgemeinen wird es richtig sein, dem Säugling die

Milch der entzündeten Seite vorzuenthalten und sie mit einer elektrischen Pumpe abzupumpen und dann wegzuschütten.
Feuchtwarme Umschläge, alle Stunde gewechselt, können Linderung bringen. Bettruhe oder mehrere Ruhepausen während des Tages sollten eingehalten werden. Bei Behandlung durch Entleeren, mit feuchten Umschlägen und Bettruhe wird die Brustentzündung in leichten Fällen schon nach 24 Stunden deutlich gebessert und nach weiteren zwei Tagen überstanden sein.
Wenn Sie sich nach einem Tag schon wieder sehr gut fühlen, kommen Sie leicht in Versuchung, diese einfache Behandlung, vor allem die größere Ruhe, aufzugeben. Tun Sie dies nicht! Es kann zu einem Rückfall kommen. Sollte nach 24 bis 48 Stunden keine Besserung eintreten, so wird Ihr Arzt sicher eine eingreifendere Behandlung vorschreiben.
Die hier gegebenen Hinweise *dürfen auf keinen Fall den Rat Ihres Arztes ersetzen!*

2. Besondere Situationen beim Kind

Die Neugeborenengelbsucht

Daß Muttermilch die Neugeborenengelbsucht verstärkt, ist hochgradig überschätzt worden.

Echte Fälle von muttermilchbedingter Neugeborenengelbsucht sind sehr selten. Es kann also weiter gestillt werden.
Allerdings werden Kinder auf der Höhe der Neugeborenengelbsucht (meist um den 5. bis 7. Tag) etwas trinkfaul. Müssen sie wegen eines hohen Gallenfarbstoffwertes (Bilirubin) im Blut einer Lichtbehandlung unterzogen werden, so verfahren viele Kliniken so, daß die Muttermilchernährung für die Dauer dieser Therapie unterbrochen wird. Das muß aber nicht immer sein! Sie sollten sich bei dem betreuenden Kinderarzt informieren, zumal es sehr viele verschiedene Formen von Neugeborenengelbsucht gibt, von denen die »normale« und häufigste keiner Behandlung bedarf, die anderen aber sehr verschieden gehandhabt werden müssen.

Rhesusunverträglichkeit

Man war früher der Meinung, daß die Rhesusunverträglichkeit zwischen Mutter und Kind ein Grund zum Abstillen sein müsse. Diese Ansicht ist überholt. Die Gegenstoffe, die in der Muttermilch vorkommen können, werden vom Kind nicht aufgenommen, so daß Kinder mit Rhesusunverträglichkeit gestillt werden dürfen.

Durchfall in der Säuglingszeit

Über die Stuhlbeschaffenheit unter Muttermilchernährung ist in Kap. IV berichtet worden. Ein künstlich ernährter Säugling wird bei einer beginnenden Durchfallerkrankung mit einer »Nahrungspause« behandelt. Ein gestilltes Kind darf weiter gestillt werden, denn Muttermilch enthält Abwehrstoffe, die dazu beitragen, einen Durchfall, der meist durch Keime entstanden ist, auch rasch zu beendigen. Nur wenn Ihr Kind gleichzeitig keinen Appetit mehr hat – eine ganz natürliche Reaktion –, so sollten Sie entweder ein bis zwei Mahlzeiten nur mit Tee einschalten oder nur je eine halbe Brustmilchmahlzeit geben und die andere Hälfte der Mahlzeit durch Tee ergänzen.
Verständigen Sie *auf alle Fälle Ihren Kinderarzt,* damit er sich ein Bild machen kann und die Entscheidung darüber fällt, ob andere Ursachen der Durchfallerkrankung, die anders behandelt werden müssen, ausgeschlossen sind.

IX. Berufstätigkeit und Stillen

1. Berufstätigkeit als Stillhindernis?

Die Berufstätigkeit einer Frau wird häufig als Stillhindernis angesehen. Viele Frauen entscheiden sich, gar nicht erst mit dem Stillen zu beginnen, weil sie befürchten, daß sie nach wenigen Wochen doch wieder abstillen müssen und dieses Abstillen Komplikationen mit sich bringen könnte. Dieser Pessimismus ist unbegründet und rührt zum Teil auch daher, daß die junge Mutter schlecht beraten worden ist.
Ob und aus welchen Gründen heraus Sie wieder berufstätig sein müssen, sei an dieser Stelle nicht erörtert. Die Entscheidung für oder wider Berufstätigkeit sollte sich jede Frau gemeinsam mit dem Partner nicht leichtmachen, und es gilt, viele Faktoren abzuwägen. Haben Sie dies getan und sich entschieden, doch wieder berufstätig zu werden, dann möchten wir Ihnen an dieser Stelle einige Tips geben, wie Sie Stillen und Berufstätigkeit vereinbaren können.

2. Der Mutterschutz

»Das Mutterschutzgesetz schützt die werdende oder stillende Mutter an ihrem Arbeitsplatz.« Das bisher geltende Mutterschutzgesetz garantiert werdenden Müttern, die berufstätig sind, eine 6wöchige Schutzfrist vor dem errechneten Geburtstermin. Zu den berufstätigen Müttern zählen »Arbeitnehmerinnen, die in einem Arbeitsverhältnis stehen. Auch als Hausgehilfin oder Heimarbeiterinnen. Nicht aber Hausfrauen oder Selbständige. Für Beamtinnen gelten besondere Regelungen, die im Beamtenrecht festgelegt sind.«
Nach der Geburt darf die Mutter für 8 Wochen nicht beschäftigt werden. Bei Früh- und Mehrlingsgeburten verlängert sich diese Schutzzeit auf 12 Wochen. Während dieser Zeit erhält die Frau Mutterschaftsgeld. Die Höhe des Mutterschaftsgeldes ergibt sich aus dem Nettolohn. Eine genaue Auskunft darüber erhalten Sie von Ihrer zuständigen *Krankenkasse* oder vom *Arbeitgeber.* Auch werdende Mütter, die nicht berufstätig sind, haben Anspruch auf ein einmaliges Mutterschaftsgeld. Lassen Sie sich auch hier von Ihrer *Krankenkasse* beraten.
Mit Wirkung vom 1. Juli 1979 tritt ein neues Gesetz in Kraft, das eine Erweiterung des bisherigen Mutterschutzgesetzes darstellt. Die Schutzfrist von 6 Wochen vor und 8 Wochen

nach der Geburt bleibt erhalten. *Neu:* Die in einem Arbeitsverhältnis stehende Mutter kann im Anschluß an die 8wöchige Freistellung nach der Geburt »Mutterschaftsurlaub« verlangen, bis ihr Kind 6 Monate alt ist. Dabei bleibt es der freien Entscheidung überlassen, den Mutterschaftsurlaub zu nehmen oder die Erwerbstätigkeit wiederaufzunehmen.

Während dieses 6monatigen Mutterschaftsurlaubs gilt folgende Regelung: Die Mutter »behält ihren Arbeitsplatz. Daher wird das Kündigungsverbot des Mutterschutzgesetzes nach der Geburt eines Kindes von 4 auf 6 Monate ausgedehnt. Ihr bisheriger Lohn wird bis zu einer Höhe von 750 DM je Monat weitergezahlt, und zwar aus Bundesmitteln. Dieses Mutterschaftsurlaubsgeld ist lohn- und einkommensteuerfrei.« Die Mutter ist in dieser Zeit weiterhin »renten- und krankenversichert, die Beiträge werden auf der Basis des tatsächlich gezahlten Mutterschaftsurlaubsgeldes errechnet und aus Bundesmitteln gezahlt« (aus: Sozialpolitische Informationen, Pressemitteilung v. 28. 9. 1978).

Jede Frau, die es sich erlauben kann und auf den Verdienst nicht angewiesen ist, sollte von dieser Regelung Gebrauch machen, in ihrem eigenen und im Interesse ihres Kindes.

3. Gesetzliche Stillpausen

Die Frau, die gezwungen ist, nach acht Wochen wieder zu arbeiten, oder die dieses aus einer persönlichen Entscheidung heraus tut, hat trotzdem noch Anspruch auf »Stillpausen«.
Für die stillende Mutter gelten die meisten der Bestimmungen für werdende Mütter, das heißt keine Mehrarbeit, keine Nachtarbeit zwischen 20 Uhr und 6 Uhr, keine Sonn- und Feiertagsarbeit. In einigen wenigen Gewerbezweigen gibt es Ausnahmen. Genaue Auskunft hierzu erteilen die *Gewerbeaufsichtsämter,* die *Krankenkassen* und das *Arbeitsamt.*
Zu den Stillpausen: »Die Einteilung kann die Mutter selbst wählen. Mindestens zweimal eine halbe Stunde oder einmal eine ganze Stunde täglich, bei acht Stunden Arbeitszeit. Hierdurch darf kein Verdienstausfall entstehen. Auch darf die Stillzeit von der Mutter nicht vor- oder nachgearbeitet und nicht auf die betrieblich festgesetzten Ruhepausen angerechnet werden.«
Das ist Gesetz. Diese »Stillpausen« sind nicht limitiert bis zu einem gewissen Alter des Kindes! Solange Sie stillen, haben Sie Anspruch darauf. Aber wie sieht es in der Praxis aus?

4. Stillpausen und praktische Probleme

Zweimal eine halbe Stunde Stillpause während eines 8stündigen Arbeitstages sind kaum durchzuführen. Jede stillende Frau weiß, daß sie eine halbe Stunde zum ruhigen Stillen braucht. Sie hat aber tatsächlich keine halbe Stunde zur Verfügung, denn sie muß von der Arbeitsstelle ja erst nach Hause, um das Kind zu stillen, und sie muß eine halbe Stunde nach Verlassen der Arbeitsstelle die Arbeit wieder aufgenommen haben. Die Stillpause von 30 Minuten ist nur dann durchzuführen, wenn die Mutter das Kind in der Nähe ihrer Arbeitsstelle unterbringen kann und lange Wege wegfallen. Wenige Arbeitgeber bieten bislang Kinderkrippen an, in denen das Kind versorgt wird, während die Mutter arbeitet, und die sie leicht erreichen kann, um ihr Kind zwischendurch zu stillen. Hinzu kommt die Angst vieler Frauen um den Arbeitsplatz. Sie fürchten, die Stelle zu verlieren, wenn sie von den Stillpausen, die ihnen gesetzlich zustehen, Gebrauch machen.

Die Möglichkeit, eine Stunde Pause zusammenhängend zu nehmen, bringt die gleichen Schwierigkeiten mit sich. Liegt der Arbeitsplatz weit entfernt von der Wohnung, bedeuten das Hin- und das Herfahren in dieser Stunde, um das Kind anlegen zu können, eine große An-

strengung für die Mutter, die sie selten auf sich nehmen wird.
Für viele junge Mütter ist dies der Grund zum frühzeitigen Abstillen. Eine wirkliche Lösung bietet sich hier nur an, indem die Mutter von der neuen Regelung des Mutterschaftsurlaubs in den ersten 6 Monaten Gebrauch macht, und es ist auch eine Überlegung wert, ob nicht eine Halbtagsbeschäftigung möglich wäre.
Für die Frauen, die trotz frühzeitig nach der Geburt wiederaufgenommener Berufstätigkeit weiterhin stillen möchten, hier einige praktische Tips:
Zunächst einmal: Beruflich tätig zu sein ist kein Grund zum Abstillen, obwohl Sie sich darüber klarsein müßten, daß Sie mit Problemen konfrontiert werden, die anderen Frauen erspart bleiben.
Sie haben die Möglichkeit, Ihr Kind ausschließlich mit Muttermilch zu ernähren. Dazu müssen Sie aber im Laufe des Tages und oft noch in der Nacht so viel Milch abpumpen, daß die Menge ausreichend ist für die Versorgung des Kindes während Ihrer Abwesenheit. Wer immer das Kind versorgt, wird ihm dann die abgepumpte Milch mit der Flasche geben müssen. Achten Sie bitte darauf, daß ein sog. »Teesauger« verwendet wird. Es ist wichtig, daß das Saugerloch so klein ist, daß das Saugen fast so mühsam ist wie das Saugen an der Brust.

Zum Abpumpen der Milch nehmen Sie die Ihnen zustehenden Stillpausen in Anspruch, möglichst immer zur gleichen Zeit. Über das Abpumpen von Milch lesen Sie in Kap. XII., 5 nach. Wenn Sie die Stillpausen an der Arbeitsstelle zum Pumpen benutzen müssen, ist die Verwendung einer Handpumpe, die Sie in der Handtasche mitnehmen können, der ergiebigeren elektrischen Pumpe, die allerdings sehr unhandlich ist, vorzuziehen. Zusätzlich brauchen Sie 1 oder 2 ausgekochte Fläschchen oder sonstige Glasbehälter, in denen Sie die abgepumpte Milch aufbewahren können. Die Behälter müssen dicht schließen und sofort nach dem Abpumpen kühl aufbewahrt werden.
Stillen Sie Ihr Kind *morgens lange und ausgiebig,* möglichst im Bett, damit das Kind zur Nahrung auch die notwendige Zuwendung erhält. Anschließend können Sie noch einmal Milch abpumpen. Pumpen Sie wieder im Laufe des Vormittags, nutzen Sie dazu eine Stillpause, und gewöhnen Sie sich an, beide Seiten abzupumpen oder auszustreichen. Während Sie an einer Seite pumpen und es zu einem Milchausscheidungsreflex kommt, kann es passieren, daß an der anderen Seite die Milch wegläuft. Sie können diese Milch in einem Extrabehälter auffangen, müssen aber bedenken, daß die Möglichkeit der Verunreinigung bei diesem Abtropfverfahren ziemlich groß ist.

Pumpen Sie in der Mittagspause noch einmal Milch ab, wenn Sie in dieser Zeit nicht nach Hause fahren können, um Ihr Kind zu stillen. Die 2. Stillpause nehmen Sie im Laufe des Nachmittags, um nochmals abzupumpen. Denken Sie auch hier daran, daß Stimulation Milch macht! Dazu gehört auch das Abpumpen der Milch: je mehr Sie pumpen, desto mehr Milch werden Sie haben.

Waschen Sie sich vor dem Pumpen gründlich die Hände, und waschen Sie die Brust mit klarem Wasser. Die Anwendung sogenannter Brustsalben vor dem Pumpen ist nicht empfehlenswert, nach dem Pumpen oder Ausstreichen können sie als dünner Schutz aufgetragen werden.

Die Milch, die Sie im Verlauf eines Tages abgepumpt haben, sollte im Kühlschrank aufbewahrt werden – nicht länger als höchstens 24 Stunden. Sie sollten einmal überprüfen, ob Ihr Kühlschrank wirklich die übliche Temperatur von 4° C einhält. Am darauffolgenden Tag wird dann jeweils die entsprechende Menge entnommen, in der Flasche erwärmt und dem Kind gegeben. Man kann Muttermilch auch einfrieren. Dies empfiehlt sich insbesondere dann, wenn mit längeren Aufbewahrungszeiten gerechnet werden muß. Besprechen Sie solche Pläne zur Sicherheit mit Ihrem Kinderarzt!

Sobald Sie daheim sind, sollten Sie das Kind häufig stillen, so oft es danach verlangt. Stillen bedeutet nicht nur Nahrung für das Kind, sondern Sie und Ihr Kind genießen auf diese Weise das Zusammensein, auf das Sie tagsüber verzichten müssen. Stillen Sie Ihr Kind auch nachts, wenn es danach verlangt.
Solange Sie Ihr Kind häufig stillen, während Sie zu Hause bei ihm sein können, und solange Sie während des Tages regelmäßig mindestens dreimal an beiden Brüsten Milch abpumpen, werden Sie Ihr Kind ausschließlich mit Ihrer Milch ernähren können. Mit der Einführung *fester Nahrung* richten Sie sich nach den Hinweisen in Kap. II, 12.
Da das Milchangebot durch die Nachfrage geregelt wird, ergibt sich für die stillende berufstätige Frau auch die Möglichkeit, das Kind nur in den Zeiten zu stillen, in denen sie zu Hause ist, und sonst dem Kind künstliche Flaschennahrung geben zu lassen. Sie können Ihr Kind dann morgens, bevor Sie das Haus verlassen, stillen und abends und nachts wieder. Dazwischen wird künstliche Milchnahrung gegeben (Zwiemilchernährung).
Für die Mutter ist diese Lösung nicht sehr einfach, da es tagsüber passieren kann, daß die Brüste hart und fest werden durch ein Überangebot an Milch, die nicht abgetrunken oder abgepumpt wird. Die Milch beginnt zu tropfen.

Dies sind aber Anfangsschwierigkeiten, die nach einigen Wochen aufhören.
Die Möglichkeit des morgendlichen und abendlichen Stillens ist problemloser, wenn Ihr Kind 6 Monate alt ist und tagsüber schon feste Nahrung erhalten kann.

X. Die stillende Mutter und Ihre Gesundheit

1. Die Ernährung der Stillenden

Unter den Lebensbedingungen der westlichen Welt ist eine hinreichende Ernährung der jungen Mutter im Hinblick auf die täglichen Milchmengen, die sie an ihren Säugling abgibt, kein großes praktisches Problem. In den Entwicklungsländern hingegen kann die Unterernährung der Mutter auch die Milchzusammensetzung erheblich beeinflussen.
Während über die Ernährung der Schwangeren noch relativ viele Ratschläge zu finden sind, gibt es über die Ernährung der Stillenden keine einheitlichen Empfehlungen. Es wird davon ausgegangen, daß die stillende Mutter ihren zusätzlichen Kalorienbedarf bereits durch geringfügig erhöhte Nahrungsaufnahmen innerhalb einer normalen Gemischtkost deckt.
Den wenigen Angaben von Fachkommissionen in verschiedenen Ländern könnte man eine Faustregel entnehmen, die etwa darauf hinauskommt, daß

pro ml Muttermilch
eine Kilokalorie zu ersetzen ist.

Ein Säugling kann zwischen 600 und 800 ml Milch pro Tag zu sich nehmen. Die Mutter sollte also darauf achten, etwa 600–800 kcal. zusätzlich aufzunehmen. Die Verteilung der Nährstoffe innerhalb dieser Kalorienzahl soll in etwa der üblichen Nährstoffverteilung einer normalen Gemischtkost im Erwachsenenalter entsprechen.
Essen Sie also mehr von der Ihnen genehmen Mischkost. Ersetzen Sie die abgegebene Milchmenge nicht einseitig z.B. durch das Trinken großer Mengen von Kuhmilch. Sie sollten freilich darauf achten, die Flüssigkeitsmenge, die Sie verlieren, reichlich zu ersetzen. Übermäßige Flüssigkeitsaufnahme ist unnötig.
Fragen Sie Ihren Arzt nach einem Vitamin-Präparat. Sie werden feststellen, daß der reichliche, manchmal aber auch schon ein gemäßigter Genuß von Früchten eine Hautreizung bei Ihrem Säugling in der Windelgegend hervorruft.

2. Körperpflege in der Stillzeit

Für die Brustpflege gilt, was im Vorhergehenden bereits gesagt worden ist.

Baden

Hat der Wochenfluß aufgehört, dann können Sie auch wieder ein Vollbad nehmen. Wird die Wanne vor dem Bad gründlich gereinigt, dann besteht keine Gefahr einer Brustentzündung. Badezusätze können ein Bad entspannender machen, achten Sie aber auch hier wieder darauf, daß Sie keine austrocknenden Badezusätze verwenden. Natürlich kann es passieren, daß *die Milch anfängt zu laufen,* wenn Sie Ihr Bad genießen und sich dabei entspannen! Es schadet nichts, und Sie können, sobald Sie es merken, einen *kleinen Trick* anwenden und mit den Handballen auf die Brustwarzen drücken. Wenn Sie Lust haben, Ihr Baby mit in die Wanne zu nehmen, dann tun Sie es! Sie werden sehen, wieviel Spaß es dem Kind und Ihnen macht. Ihr Mann oder eine andere liebe Person wird Ihnen sicher das Kind abnehmen, es abtrocknen und mit frischen Windeln versehen, während Sie sich selber in Ruhe anziehen können.

Sauna

Wenn Sie vor der Schwangerschaft regelmäßig in die Sauna gegangen sind, möchten Sie diese Gewohnheit sicherlich bald wiederaufnehmen.

Tun Sie es! Gehen Sie in die Sauna, wenn Sie möchten und Sie jemanden haben, der Ihr Kind für etwa 2 Stunden versorgt. Das einzige, was der stillenden Mutter in der Sauna »passieren« kann, ist, daß die Milch austropft. Dieses ist hier auch wieder bedingt durch die Entspannung und Wärme, durch die es zum Milchfluß kommt. Aber Sie wissen ja inzwischen, wie Sie den Milchfluß im ungünstigen Moment stoppen können.

Schwimmen und Sport

Viele Mütter möchten, sobald der Wochenfluß aufgehört hat, wieder schwimmen gehen. Schwimmen macht Spaß und ist gut für die Figur. Stillende Mütter brauchen nicht auf das wöchentliche Schwimmen verzichten! Wenn Sie in der glücklichen Lage sind, ein eigenes Schwimmbad zu haben, dann wissen Sie, daß Ihr Schwimmbad sauber ist, und können dann unbedenklich Ihre Bahnen ziehen. Bei öffentlichen Bädern ist speziell bei großem Andrang die Gefahr einer Verschmutzung des Wassers immer da. Erkundigen Sie sich doch beim zuständigen *Gesundheitsamt,* welches Schwimmbad als das sauberste in Ihrer Umgebung angesehen wird. Gehen Sie dort schwimmen, Sie brauchen keine vermehrte Angst zu haben vor einer Brustentzündung. Sie können Ihre Brustwarzen etwas schützen, indem Sie eine fetthaltige Creme oder eine Brustsalbe vor dem Schwimmen auftragen. Wichtig ist, darauf zu achten, daß die Wassertemperatur nicht zu niedrig ist. Eine zu große Auskühlung der Brust sollte immer vermieden werden!

Sie können sich natürlich auch wieder sportlich betätigen, wenn die Geburt etwa 6 Wochen her ist. Der tägliche kleine Dauerlauf ist durchaus empfehlenswert, wobei es sicher wichtig wäre, einen stützenden BH zu tragen, selbst wenn Sie zu anderen Zeiten lieber ohne BH gehen. Gymnastik ist mit das Beste, was Sie jetzt für Ihre Figur und Ihr Wohlbefinden tun können. Es stimmt auch nicht, daß die Milchbildung beeinträchtigt wird oder sogar völlig versiegt, wenn Sie die Arme über Kopfhöhe heben – eines der Ammenmärchen, die immer noch im Umlauf sind!

Sportliche Übungen, bei denen die Gefahr von Druck oder Stößen auf die Brüste besteht, wie z.B. beim Barrenturnen oder bei bestimmten Ballspielen, sollten Sie jetzt allerdings vermeiden. Auch sollten Sie nicht versuchen, sportliche Höchstleistungen anzustreben. Der Energieverbrauch und die Anstrengung dabei sind so groß, daß die Milchbildung doch leicht beeinträchtigt werden kann.

3. Menstruation

Solange Sie voll stillen, d.h. ohne Zufütterung jeglicher Art, werden Sie höchstwahrscheinlich keine Menstruation haben. Die Zeit bis zur ersten Menstruation kann von 4 bis zu 16 Monaten dauern, abhängig von der Dauer der intensiven Stillzeit. Bei nichtstillenden Frauen kehrt die erste Menstruation durchschnittlich nach etwa 2 Monaten zurück.

Wenn Sie Ihre Periode wieder regelmäßig haben, hat das keinen Einfluß auf das Stillen. Die Milch wird nicht weniger, und sie verändert sich auch nicht in der Zusammensetzung. Sollten Sie allerdings vor oder während der Menstruation nervös oder reizbar sein, dann kann sich dieser Gemütszustand auf die Milchbildung auswirken. Auch kann Ihr Kind spüren, daß Sie reizbar sind, und es wird entsprechend reagieren.

Die erste Periode, manchmal auch mehrere, können ohne vorhergehende Ovulation (Eisprung) verlaufen, also nicht geeignet sein, eine Schwangerschaft herbeizuführen. Nach wissenschaftlichen Erhebungen werden nur 1 % aller Frauen, die voll stillen, schwanger, ohne eine vorhergehende Menstruation gehabt zu haben.

4. Stillen als Empfängnisverhütung

Man weiß, daß nur ergiebiges, auch nächtliches Stillen empfängnisverhütende Wirkung haben *kann.* Die Verläßlichkeit des Stillens als empfängnisverhütende Methode ist deshalb zweifelhaft und für Frauen, die ihre Kinder planen, sicher nicht empfehlenswert.
Welche Mittel der Empfängnisverhütung bieten sich für stillende Frauen an? Eine gute Information hierüber und ein *klärendes Gespräch mit dem Frauenarzt* sind sicher unerläßlich. Denn die Sorge um eine neue, häufig unerwünschte Schwangerschaft kann die sexuelle Gemeinschaft eines Ehepaares belasten. Erst das Abstillen, welches die Wiederkehr der Periode bedeutet und damit den Gebrauch der »Pille« wieder möglich macht, bedeutet für viele einen Ausweg aus dieser Situation der Unsicherheit. Zu früh wird deshalb häufig von seiten der Männer dann zum Abstillen gedrängt.
Es ist kaum anzunehmen, daß ein Arzt einer stillenden Frau zur hormonellen Konzeptionsverhütung (der »Pille«) raten wird. Er wird ihr die *Pille nicht verschreiben, da sie die Milchmenge stark verringert.* Die Frage, ob und welche Auswirkungen die Hormone der Pille (Östrogene und Gestagene) auf den gestillten Säugling haben, ist bis heute nicht geklärt. Aus

diesen Gründen kommt die Pille für die stillende Frau nicht in Frage.
Das Intrauterinpessar (Spirale) als Form der Empfängnisverhütung kommt nach Ansicht mancher Ärzte erst dann in Betracht, wenn die Frau ein oder zwei Menstruationen gehabt hat. Manche Ärzte vertreten jedoch auch die Ansicht, daß nach Rückbildung der Gebärorgane auf die normale Größe mit der Einlage einer Spirale begonnen werden kann. Besprechen Sie dies mit Ihrem Frauenarzt!
Die Anwendung eines Diaphragmas scheidet ebenfalls aus, da es vor der Menstruation entfernt werden muß. Es empfiehlt sich erst, nachdem sich ein Zyklus eingestellt hat.
Das Schaum-Ovulum (Scheidenzäpfchen) kann als empfängnisverhütendes Mittel angewendet werden, bevor die stillende Frau eine Menstruation gehabt hat und dann auf eines der obengenannten Mittel übergehen möchte.
Die Basaltemperatur- und Schleimstruktur-Methode empfehlen sich nur für Frauen, die damit Erfahrung haben, also schon vor der Schwangerschaft diese Methode als Empfängnisregelung angewendet haben.
Am unkompliziertesten ist die Anwendung des Kondoms. Für das Kondom spricht, daß es keinerlei Nebenwirkung hat, die sich auf den Körper der Frau schädlich auswirken könnten. Hinzu kommt seine relativ hohe Sicherheit.

Sollten Sie trotz aller Vorsichtsmaßnahmen *wieder schwanger werden,* bevor Ihr Kind abgestillt ist, dann brauchen Sie nicht von heute auf morgen abzustillen. Bei vielen Müttern geht während der Schwangerschaft die Milchbildung langsam zurück, das Kind wird also ebenso langsam abgestillt. Sie können ohne Gefahr für Ihre Gesundheit das Abstillen über mehrere Wochen hinziehen.

Bei einer erneuten Schwangerschaft können die Brustwarzen außergewöhnlich empfindlich werden, so daß Sie schon von daher vielleicht möglichst rasch abstillen möchten. (Es gibt aber auch Frauen, die durch eine Schwangerschaft gestillt haben und nach der Geburt des neuen Babys beide Kinder weiter stillen.)

XI. Das Abstillen

1. Abstillen allgemein

Abstillen bedeutet, dem Säugling andere Nahrung als Muttermilch zu geben. Der Prozeß des Abstillens beginnt mit dem ersten zusätzlichen Saft oder der gelegentlichen Flasche künstlicher Nahrung und ist beendet, wenn das Kind keine Muttermilch mehr erhält. Das Abstillen kann sich über mehrere Monate hinziehen, als natürliches, kindgerechtes Abstillen. Es kann auch, wenn die Mutter es wünscht oder eine spezielle Situation es erforderlich machen sollte, innerhalb weniger Wochen geschehen. Wenn möglich, sollte nicht abrupt abgestillt werden. Es läßt sich aber manchmal nicht umgehen.

2. Abruptes Abstillen

Sollte es tatsächlich notwendig sein, daß Sie aus irgendeinem Grund von einem Tag auf den anderen abstillen müssen, dann beachten Sie folgendes: Schränken Sie Ihren Flüssigkeitsver-

brauch stark ein, trinken Sie so wenig wie nur möglich. Ihr Arzt kann Ihnen zusätzlich Abstillmedikamente geben, deren Wirkung – wie Sie wissen müssen – allerdings hinfällig ist, wenn Sie das Kind trotzdem weiterhin an der Brust saugen lassen. Lassen Sie die Brust *hochbinden!* Auch Alkoholumschläge können helfen. Wird die Brust zu voll und hart und beginnt zu schmerzen, dann können Sie etwas Milch mit der Hand abstreichen, gerade so viel, daß es Ihnen Erleichterung bringt, aber nicht so viel, daß die Milchbildung weiterhin angeregt wird.
Bei jeder Art des Abstillens ist es notwendig, darauf zu achten, daß der Säugling viel Zuwendung erhält. Tragen Sie Ihr Kind viel, spielen und sprechen Sie mit ihm.

3. Natürliches, langsames Abstillen

Wenn Sie, die Gründe seien dahingestellt, innerhalb weniger Wochen abstillen wollen, dann gehen Sie immer nach dem gleichen Schema vor: Pro Woche ersetzen Sie eine Brustmahlzeit durch andere Nahrung. Vorzugsweise ersetzen Sie die Stillmahlzeit, bei der Sie erfahrungsgemäß die wenigste Milch haben, zuerst. Das kann die Mittags- oder Abendmahlzeit sein. Bei dem jungen Säugling unter 8 Wochen geben Sie als Ersatz für die Brustmahlzeit eine Flasche mit

künstlicher Nahrung, beim älteren Säugling können Sie zur gegebenen Zeit eine Gemüse- oder Breimahlzeit einfügen. Zusätzliche Flüssigkeit, Saft, Tee oder Milch kann der ältere Säugling, wenn er mag, in einer Tasse bekommen. Sie brauchen ihn gar nicht mehr von der Brust auf die Flasche umzugewöhnen. Dieses langsame Abstillen garantiert, daß Ihre Milchmenge auch langsam zurückgeht ohne eine schmerzhafte, gespannte, übervolle Brust.
Lassen Sie sich *vom Kinderarzt über einen altersgemäßen Ernährungsfahrplan bei Übergang auf künstliche Nahrung beraten.*

4. Spätes Abstillen

Jede Frau stellt sich früher oder später die Frage, wie lange sie denn nun stillen soll. Daß das »Wie-lange«-Stillen überhaupt eine Frage ist, zeigt, daß unsere Einstellung zum Stillen nicht natürlich ist. Der richtige Zeitpunkt des Abstillens wurde zum Problem, obwohl es ein natürlicher Vorgang sein sollte, der auf die individuellen Bedürfnisse des einzelnen Kindes eingeht. Aber solange wir das Stillen ganz einfach nur als Ernährung betrachten, werden wir uns über den Zeitpunkt des Abstillens Gedanken machen. Betrachten wir das Stillen auch als psychischen Vorgang, der dem Kind Zärtlichkeit und das Gefühl des Geliebtwerdens vermitteln kann und der Mutter die Sicherheit gibt, alles für ihr Kind zu tun, dann ist Abstillen aus der Sicht der Mutter gar nicht so wichtig. Lassen Sie sich also nicht von jemandem, der meint, es genau zu wissen, zum Abstillen raten, bevor Sie wirklich bereit oder gezwungen sind, von sich aus diese Beziehung zu Ihrem Kind zu verändern.

Die meisten Kinder stillen sich mit *etwa einem Jahr von selber ab,* manche früher, manche später. Irgendwann wird die Umwelt soviel interessanter als das Trinken an der Brust der Mutter, und dann kommt der Zeitpunkt, wo das Kind nur noch seinen abendlichen Schlummertrunk will, bis es auch diesen aufgibt. Jetzt sind es jedoch häufig die Mütter, die nicht wahrhaben wollen, daß Ihr Baby nichts mehr von der Brust wissen möchte. Die Mutter fühlt sich zurückgewiesen, sie möchte das gar nicht glauben und versucht wieder und wieder, dem Kind die Brust anzubieten. Dabei zeigt das Kind nur, daß es von nun an auf die Muttermilch und das Stillen verzichten kann, nicht aber auf die Mutter! Jetzt braucht es Sie in erster Linie, damit Sie seine Bestrebungen nach Selbständigkeit und Lösung unterstützen.

Ihre Aufgaben haben sich gewandelt.

XII. Das Kind muß in die Kinderklinik

Die Erfolge der modernen Medizin haben auch die *Chancen Neugeborener erheblich verbessert.* Die immer enger werdende Zusammenarbeit von Geburtskliniken und Kinderkliniken hat dazu beigetragen.

1. Die Verlegung

Die Verlegung eines Neugeborenen oder jungen Säuglings in eine Kinderklinik ist ein Schock für die Eltern! Dabei muß es nicht gleich etwas wirklich Bedrohliches sein, was den Geburtshelfer zur Verlegung veranlaßt hat. Ein großer Teil der Verlegungen geschieht zur Überwachung mit Spezialgeräten, mit denen das Säuglingszimmer einer Geburtsklinik nicht ausgerüstet ist. Ihr Frauenarzt oder der zugezogene Kinderarzt werden Sie informieren und Ihnen sagen, wo Ihr Kind versorgt wird und wo Sie oder zunächst der Vater es besuchen können. Wenn es um Störungen des Neugeborenen geht, ist die Mitaufnahme der Mutter in

die Kinderklinik im allgemeinen aus organisatorischen Gründen besonders schwierig.
Es gibt verschiedene Arten von Stationen, auf denen Neugeborene betreut werden:

2. Die Intensivpflege-Station

Hier werden alle Neugeborenen und jungen Säuglinge versorgt, die von akuten Gefahren für die Aufrechterhaltung normaler Lebensfunktionen (z.B. Atmung und Sauerstoffaufnahme, Herzkreislauffunktionen, Gehirnfunktion) bedroht sind. Sie werden dort in speziellen Brutkästen (Inkubatoren) versorgt und werden rund um die Uhr von Ärzten und Schwestern ständig betreut. Fast alle Intensivpflege-Stationen sind darum bemüht, die Eltern ihr Kind besuchen zu lassen, auch in den Inkubator hineinzugreifen, um es zu berühren.
Hier sollten Sie sich mit den betreuenden Schwestern und Ärzten absprechen, damit Sie in den Zeiten größter Arbeitsintensität auf der Station sich nicht zurückgewiesen fühlen brauchen.
Oft werden junge Säuglinge in den Intensivstationen mittels Tropflösung direkt in die Blutbahn ernährt, um Verschlucken zu vermeiden und das Verdauungssystem zu schonen. Sie

sollten aber gleich fragen, ob Muttermilchernährung bald möglich sein wird, denn darauf können, ja müssen Sie sich vorbereiten.

3. Die Säuglingsstation

Ist Ihr Kind nicht akut gefährdet oder bedarf es nur einer etwas engeren Überwachung, so wird es auf einer der üblichen Säuglingspflegestationen aufgenommen werden. Dort muß es zwar auch gelegentlich im Inkubator gepflegt werden, oft liegt es aber im normalen Säuglingsbett. Dort können Sie es besuchen, füttern, wickeln und pflegen helfen. Sollte die Mutter noch in der Geburtsklinik festliegen müssen, so übernehmen Väter diese Aufgaben mit oft bewundernswerter Perfektion. Die Schwestern oder der Kinderarzt werden Ihnen erklären, wenn Sie wegen irgendeiner Störung etwas Besonderes zu beachten haben.
Wenn Sie selbst Ihr Kind besuchen können, wird sich ein Raum zum Stillen finden, wenn Sie es wünschen. Bis dahin kann die abgepumpte Milch Ihrem Kind schon von Nutzen sein, wenn es die zugrundeliegende Krankheit erlaubt.

4. Die Frühgeborenenstation

Etwa 7 % aller Neugeborenen wiegen weniger als 2500 g. Die meisten von ihnen sind dann auch vor der 37. Schwangerschaftswoche geboren, nur ein Teil ist normal lange getragen worden, aber im Mutterleib nicht richtig gediehen. Beide Gruppen von Kindern bedürfen besonderer Pflege. Während untergewichtige Säuglinge zwischen 2000 und 2500 g häufig noch auf normalen Säuglingsstationen versorgt werden können, sind die Kleinsten (ab ca. 800 bis 2000 g) fast immer auf einer Spezialstation für Frühgeborene untergebracht.
Viele von ihnen werden in den ersten Tagen auf der Intensivpflegestation beobachtet, bis die akute Gefahr vermindert ist, und dann auf die Frühgeborenenstation verlegt. Auch hier können Sie Ihr Kind besuchen. *Sie sollen* es sogar, denn es wird länger in der Klinik bleiben müssen, und Sie dürfen sich nicht entfremden.
Während man lange Zeit glaubte, Muttermilch reiche für das rasch wachsende Frühgeborene nicht aus, ist man heute zur Muttermilchernährung der Frühgeborenen zurückgekehrt, um die Vorteile der Muttermilch für Verdauung und Infektabwehr dem Frühgeborenen nutzbar zu machen.
Nur können Sie ein unreifes Kind nicht an die Brust nehmen. Der Saugakt verlangt zuviel

Kraft, und das Verschlucken von Nahrung in die Luftwege kann Ihr Kind in der Gesundung zurückwerfen. So muß die Milch abgepumpt werden. Das ist eine mühsame Sache, aber sie lohnt sich!

5. Muttermilch muß abgepumpt werden

Wird Ihr Kind in die Kinderklinik verlegt, so *lassen Sie sich bitte nicht einfach abstillen*! In manchen Kliniken wird das voreilig und automatisch so gehandhabt. Erkundigen Sie sich genau, ob nicht Ihre Milch nach einigen Tagen eine wichtige Ergänzung für den Heilplan sein könnte. Wenn ja, dann gibt es einiges zu organisieren:

Sie müssen rechtzeitig beginnen, sich auf das *Abpumpen* einzustellen. Sie sollten den Frauenarzt und die Schwester darum bitten, Ihnen eine *elektrische Milchpumpe* zur Verfügung zu stellen. Die elektrischen Milchpumpen haben gerade in der Klinik den Vorteil, daß sie mit wenig Mühe zu handhaben sind und die Brust beim Abpumpen mit elektrischen Pumpen eine recht gute Ergiebigkeit zeigt.

Elektrische Pumpen werden von *Sanitätsfachgeschäften* auch an Mütter, welche *zu Hause* ihre Milch abpumpen müssen, verliehen. Meist wissen die Kinderschwestern in den zentralen Säuglingszimmern genau, wo Sie solche Pumpen leihen können. Fragen Sie sonst Ihren Geburtshelfer oder Ihren Kinderarzt, fragen Sie eventuell das nächstliegende Fachgeschäft für Sanitätsbedarf.

Sie sollten wissen, daß im *allgemeinen die Krankenkassen die Leihgebühren für elektrische Milchpumpen bezahlen.* Schließlich läßt sich fast immer ärztlich begründen, daß die Ernährung mit Muttermilch die Krankheitsdauer bei Ihrem Kind zu verkürzen geeignet ist. Unter diesen Gesichtspunkten willigen die Kassen im allgemeinen in die Zahlung der Pumpenmiete ein. Sie beträgt zur Zeit etwa 25 DM in den ersten 5 Tagen und danach erheblich weniger pro Tag.

Lassen Sie sich von den Schwestern in der Technik des elektrischen Pumpens einweisen! Überzeugen Sie sich, daß zu Hause Ihr Kühlschrank die geforderte Temperatur von 4° C einhält.

In der Not können Sie sich mit einer Handpumpe, die in der Apotheke erhältlich ist, helfen oder sogar die Brust mit der Hand ausstreichen.

Sie sollten in der Kinderklinik, in der Ihr Kind versorgt wird, über das Anliefern der Muttermilchproben nachfragen. Viele Kliniken haben ihre eigenen Richtlinien, wie lange Sie Ihre Milch im Kühlschrank aufbewahren dürfen,

bevor sie an Ihr Kind verfüttert wird. Einheitliche Richtlinien hierfür gibt es noch nicht. Haben Sie bitte auch Verständnis, wenn die Klinik zur Sicherheit für Ihr Kind Ihre Milch durch ein bakteriologisches Untersuchungsamt gelegentlich überprüfen läßt.
Im allgemeinen wird akzeptiert, daß nach dem Abpumpen rasch abgekühlte Muttermilch zweimal am Tag in die Kinderklinik gebracht wird, damit sie nicht älter als 12 Stunden ist.
Vielleicht ist Ihr Kind gar nicht so unreif, und es kann nach 2–3 Wochen den Versuch machen, an der Brust zu saugen. Leider gelangen nur wenige Mütter zu diesem glücklichen Erfolg. Sollte er Ihnen *nicht* vergönnt sein, weil Ihr Kind länger in der Klinik liegen muß, so können Sie sicher sein, daß Sie durch das Abpumpen Ihrer Milch das Bestmögliche für Ihr Kind getan haben.

XIII. Hilfe bei Problemen

Es ist eingangs schon mehrfach erwähnt worden: Stillen ist ein *Lernprozeß!* Man kann so viele Broschüren gelesen haben, wie zu finden waren: Gerade *Ihr* Kind ersinnt vielleicht etwas Neues und stellt Sie vor neue Probleme. Wer soll Sie beraten? Wer hat Sie vorbereitet?

1. Stillaufklärung soll früh beginnen

Vorbereitung auf das Stillen könnte schon in der Kinderzeit beginnen. Wo es nicht in der Familie auf natürliche Weise geschieht, könnten Schulbücher ein wenig nachhelfen. Das Kapitel »Stillen« ist im allgemeinen in Schulbüchern auf einige spärliche Hinweise beschränkt.

Die wichtigste *Vorbereitung* beginnt in der *Schwangerenvorsorge.* Oft fehlt die Zeit, und nicht immer verstehen die Schwangeren, daß die Untersuchung der Brüste bei dieser Gelegenheit dem Feststellen der Stillfähigkeit und nicht der Krebsfrüherkennung dient.

2. Hebammen und Kinderschwestern

Entscheidend für den Gang der Dinge ist die Persönlichkeit, die Hilfsbereitschaft, die praktische Erfahrung und der ständig ermutigende Zuspruch der *Hebamme* oder der *Kinderschwester*. Sie werden gelegentlich feststellen, daß das Personal einer großen Klinik nicht immer gleiche Meinungen vertritt. Auch wird die Schwesternschülerin, die Ihnen helfen kommt, noch nicht alles so gut wissen, und ehe sie es zugibt vielleicht einen falschen Rat geben. Achten Sie darauf, wer Ihnen am besten »liegt«. Sie müssen sich dann eben Ihre Fragen aufheben, bis die nächste oder übernächste Wechselschicht die *Ratgeberin Ihrer Wahl* wieder zu Ihnen führt.

3. Ehemann oder Partner

Über die ganz große Bedeutung des Vaters für den Stillerfolg haben Sie in Kap. I gelesen. Die freundliche Ermunterung durch den Vater, eine kleine Freude oder eine unerwartete Hilfe können sich nicht selten in manch zusätzlichem Milliliter Milch niederschlagen.

4. Die Ärzte

Wenn Sie zu Hause sind, wird Sie Ihr Kinderarzt, den Sie zu den empfohlenen *Vorsorgeuntersuchungen* aufsuchen, in Sachen Ernährung und damit auch in Sachen Stillen beraten. Nachdem Stillen wieder häufiger wird, haben auch die Kinderärzte in Fortbildungsveranstaltungen und wissenschaftlichen Veröffentlichungen die Muttermilchernährung und ihre Probleme wieder mehr in den Mittelpunkt ihres Interesses gerückt. Trotzdem kann es natürlich sein, daß sie mit den medizinischen Problemen, nicht aber mit den kleinen »Tricks« des Stillalltags bis ins letzte vertraut sind.

5. Die Rolle der Industrie

Untersuchungen in anderen Ländern haben gezeigt, daß die Industrie, die Säuglingsmilch herstellt, es verstanden hat, der wichtigste Berater der Mutter für die Ernährung des Säuglings zu werden. Mit teils hervorragenden Broschüren ist die Industrie verständlicherweise in eine Lücke vorgestoßen, die durch das Fehlen jeder Stillpropaganda entstanden ist. Das ist nicht Schuld der Industrie. Auch ist es nicht verboten zu werben. Für die stillende Mutter bedeutet dies aber die Gefahr der Verunsicherung. In einigen Ländern hat sich die Industrie freiwillig Werbebeschränkungen auferlegt, um diese Verunsicherung der stillenden Mutter einzuschränken. In Deutschland stehen solche Vereinbarungen noch aus.

6. »La Leche League«

»La Leche League«, die Liga für Muttermilch, ist eine weltweite Organisation von Frauen mit eigenen Stillerfahrungen, deren Ziel es ist, anderen Frauen Informationen, Unterstützung und Mut zum Stillen zu geben.

1976 wurde die »La Leche League« von sieben Frauen in Amerika gegründet. Sie hatten erkannt, daß der gute Wille zum Stillen allein nicht ausreichte, wenn die Information über die Vorgänge um das Stillen und die Hilfe bei kleinen Problemen fehlt. Sie begannen Informationen zu sammeln und praktische Hilfen zu geben. Heute arbeitet die »La Leche League« nach dem gleichen Prinzip in über 40 Ländern der Welt: stillerfahrene Frauen informieren sich und geben diese Informationen weiter

- in monatlichen Gruppentreffen
- durch telefonische und
- briefliche Beratung.

»La Leche League« gibt keine medizinischen Ratschläge, denn medizinische Probleme gehö-

ren in die Hand des Arztes. In den USA gibt es ein ärztliches Beratungskomitee der »La Leche League«, welches bei Bedarf in die Beratung eingeschaltet wird.
In Deutschland besteht die »La Leche League« seit 1977 als eingetragener, gemeinnütziger Verein. Für weitere Informationen wenden Sie sich an die Anschrift:

> La Leche League Deutschland e.V.
> Auf dem Köllenhof 105
> 5307 Wachtberg/Liessem

Sie werden dann Material und die Anschrift der Ihnen am nächsten gelegenen »La Leche League«-Gruppe erhalten, auch für Österreich und die Schweiz oder weltweit, wenn Sie wollen.
Im übrigen werden *rechtliche Fragen* bezüglich Mutterschutz, Stillpausen, Elternrecht, Mutterschaftsgeld eher von den Arbeitsämtern, den Gewerkschaften, den Krankenkassen und dem Gewerbeaufsichtsamt beantwortet. Informative Broschüren erhalten Sie von der Bundeszentrale für gesundheitliche Aufklärung, 5000 Köln 100, Postfach.
In Deutschland bilden sich zur Zeit in verschiedenen Städten Frauengruppen, die sich mit Schwangerschaft, Geburt und Stillen beschäftigen. Sollte Ihnen bekannt sein, daß in Ihrem Wohnort eine solche Gruppe besteht, wenden Sie sich mit praktischen Fragen auch dorthin.

XIV. Literaturverzeichnis

1. Literatur, auf die unmittelbar Bezug genommen wurde

1 *Applebaum, R. M.:* Abreast of the Times, Applebaum 1969
2 *Applebaum, R. M.:* Zeitgemäße Handhabung erfolgreicher Laktation, La Leche League International, Inc. 1978
3 *Deutsche Forschungsgemeinschaft, Mitteilung V:* Rückstände in Frauenmilch, Harald Boldt-Verlag 1978
4 *Deutsche Gesellschaft für Ernährung:* Empfehlungen für die Nährstoffzufuhr, Umschau Verlag, Frankfurt/Main 1975
5 *Deutsche Gesellschaft für Ernährung,* Frankfurt am Main: Die Ernährung des Säuglings, Informationsschrift
6 *Droese, W., H. Stolley* in: Lehrbuch der Kinderheilkunde, Georg Thieme 1977
7 *Eiger, M. S., S. Wendkos Olds:* The Complete Book of Breastfeeding, Bantam Books, New York 1973
8 *Grüttner, R.* in: Pädiatrie in Praxis und Klinik, G. Fischer, G. Thieme 1978
9 *Hüter, J., B. Zehentbauer:* Übergang von Medikamenten in die Muttermilch, G. Thieme 1970
10 *Jelliffe, D. B., E. F. P. Jelliffe:* Human Milk in the Modern World, Oxford University Press 1978
11 *Kippley, S.:* Breastfeeding and Natural Child Spacing, Penguin Books Inc., New York 1976

12 *Klaus, M. H., J. H. Kennell:* Maternal-Infant Bonding, C. V. Mosby Company 1976
13 *La Leche League International:* The Womanly Art of Breastfeeding, La Leche League International, Franklin Park, Illinois 1963
14 *La Leche League International:* Informationsblätter, La Leche League International
15 *Montagu, A.:* Körperkontakt, Ernst Klett 1974
16 *Pryor, K.:* Nursing Your Baby, Pocket Books, New York, 4th print., 1974
17 *Raphael, D.:* The Tender Gift: Breastfeeding Schocken Books, New York 1973
18 *Schmidt, E.:* Neue Aspekte der Ernährung mit Muttermilch, Ärztl. Mitteilungen 1979, im Druck
19 *Windorfer, A., U. Gasteiger:* Stillen und Medikamente, Klin. Pädiat. 190, 219 (1978)

2. Eine Auswahl von Literatur zur weiteren Information

1 *Ahrens, U.:* Geburt, Rowohlt Taschenbuch Verlag GmbH, Hamburg 1975
2 *Boston Womens Health Book Collective:* Our Bodies, Ourselves, Simon and Schuster, New York 1976
3 *Ehler, M.:* Ich will mein Kind stillen, R. Bockhaus Verlag, Wuppertal 1978
4 *Ewy, D. und R. Ewy:* Die Lamaze-Methode, W. Goldmann Verlag, München 1976
5 *Fromm, E.:* Die Kunst des Liebens, Verlag Ullstein GmbH, Frankfurt–Berlin–Wien 1978
6 *Ginott, H. G.:* Eltern und Kinder, Rowohlt Taschenbuch GmbH, Reinbek b. Hamburg 1972
7 *Haarer, J.:* Die Mutter und ihr erstes Kind, Karl Gerber Verlag, München 1976

8 *Hassenstein, B., H. Hassenstein:* Was Kindern zusteht, R. Pieper & Co. Verlag, München 1978
9 *Hellbrügge, Th.:* Das sollten Eltern wissen, Kindler-Verlag 1975
10 *Leboyer, F.:* Der sanfte Weg ins Leben, Verlag Kurt Desch GmbH, München 1974
11 *Lilley, M., B. Day:* Moderne Mutterschaft, Goldmann Taschenbuch, München 1972
12 *Linden, W. zur:* Geburt und Kindheit, Vittorio Klostermann GmbH, Frankfurt/Main, zehnte, überarb. Aufl. 1978
13 *Lux Flanagan, G.:* Die ersten neun Monate des Lebens, Rowohlt Taschenbuch GmbH, Reinbek b. Hamburg 1976
14 *Lloyd de Mause:* Hört ihr die Kinder weinen? Suhrkamp Verlag, Frankfurt/Main 1977
15 *Mitchell, I.:* Wir bekommen ein Baby, Rowohlt Taschenbuch Verlag GmbH, Reinbek b. Hamburg 1977
16 *Nitsch, K.* (Hrsg.): Was wird aus unseren Kindern? Dr. Alfred Hüthig Verlag GmbH, Heidelberg 1978
17 *Ober- und Wassermühle-Familien* (Hrsg.): Bewußt fruchtbar sein, Irisiana Verlag, Weinheim 1977
18 *Odent, M.:* Die sanfte Geburt, Kösel-Verlag, München 1978
19 *Ribble, M. A.:* The Rights of Infants, Columbia University Press, New York 1965
20 *Ritter, P., J. Ritter:* Freie Kindererziehung in der Familie, Rowohlt Taschenbuch Verlag GmbH, Reinbek b. Hamburg 1978
21 *Salk, L., R. Kramer:* How to Raise a Human Being, Warner Paperback Library, New York, 2nd Print., 1975
22 *Spitz, R.:* Vom Säugling zum Kleinkind, Ernst Klett Verlag, Stuttgart 1972

23 *Spock, B.:* Säuglings- und Kinderpflege, Bd. I., Verlag Ullstein GmbH, Frankfurt–Berlin–Wien 1971
24 *Stanway, P., A. Stanway:* Breast is Best, Pan Books Ltd., London 1978
25 *Stark, E.-M.:* Geboren werden und gebären, Verlag Frauenoffensive, München 1976
26 *Sundberg, Wirsen, Nilsson:* Ein Kind entsteht, Bertelsmann Ratgeber Verlag, München 1972
27 *Theile-Schlüter, R.:* Das ungeborene Kind, Rowohlt Taschenbuch Verlag GmbH, Reinbek b. Hamburg 1975
28 *Trobisch, I.:* Mit Freuden Frau sein, R. Brockhaus Verlag, Wuppertal, 9. Auflage, 1976
29 *Vogt-Hagerbäumer, B.:* Schwangerschaft ist eine Erfahrung, die die Frau, den Mann und die Gesellschaft angeht, Rowohlt Taschenbuch Verlag GmbH, Reinbek b. Hamburg 1977

XV. Stichwortverzeichnis

XVI. Inhaltsverzeichnis